AF402740

Hygiène de la Vue

Principaux ouvrages de M. le Dr Galezowski.

TRAITÉ DES MALADIES DES YEUX, 3e édition revue et augmentée. Paris, 1888, 1 vol. in-8 de 1030 pages avec 483 figures.. . . . . 20 fr.

TRAITÉ ICONOGRAPHIQUE D'OPHTALMOSCOPIE, comprenant la description des différents ophtalmoscopes, l'exploration des membranes de l'œil et le diagnostic des affections cérébrales et constitutionnelles, 2e édition. Paris, 1886, 1 vol. gr. in-8 de 335 pages, accompagné d'un atlas de 28 planches chromolithographiées, cartonné. . . . . 35 fr.

DIAGNOSTIC ET TRAITEMENT DES AFFECTIONS OCULAIRES par les docteurs X. Galezowski et V. Daguenet. Paris, 1886, 1 vol. in-8, 1094 p. avec fig.. . 18 fr.

DU DIAGNOSTIC DES MALADIES DES YEUX par la chromatoscopie rétinienne, précédé d'une étude sur les lois physiques et physiologiques des couleurs. Paris, 1868, 1 vol. in-8 de 267 pages avec 31 figures, une échelle chromatique comprenant 44 teintes et cinq échelles typographiques tirées en noir et en couleurs. . . . . 7 fr.

ECHELLES OPTOMÉTRIQUES ET CHROMATIQUES pour mesurer l'acuité de vision, les limites du champ visuel et la faculté chromatique, accompagnées de tables synoptiques pour le choix des lunettes. Paris, 1883, 1 vol. gr. in-8 avec 34 pl. noires et color., cart.. 7 fr. 50

ECHELLES PORTATIVES DES CARACTÈRES ET DES COULEURS pour mesurer l'acuité visuelle. Paris, 1880, in-18 oblong, avec 34 pl. noires et coloriées, cart.   2 fr. 50

SCHÉMA DU CHAMP VISUEL. 100 feuilles. . . . . 2 fr. 50

JOURNAL D'OPHTALMOLOGIE. Recueil pratique de médecine et de chirurgie oculaires. Paris, 1872, 1 vol. in-8, avec figures.

RECUEIL D'OPHTALMOLOGIE. 1874 à 1878, 5 vol. in-8. — Nouvelle série, 1879 à 1887, tomes I à IX.

CHARTRES. — IMPRIMERIE DURAND, RUE FULBERT.

HYGIÈNE

DE

La Vue

PAR

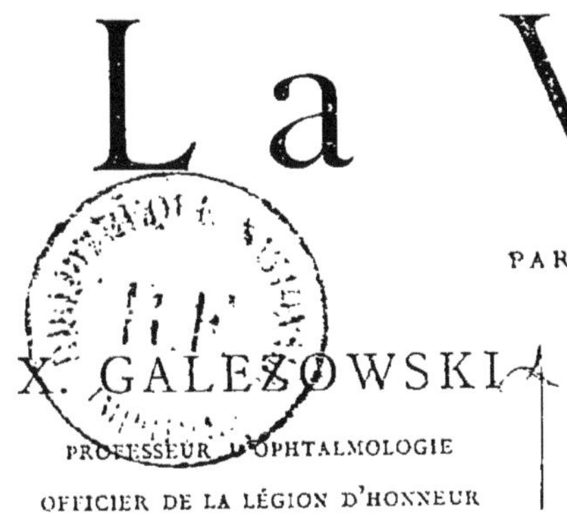

X. GALEZOWSKI	A. KOPFF
PROFESSEUR D'OPHTALMOLOGIE	MÉDECIN-MAJOR DE 1re CLASSE
OFFICIER DE LA LÉGION D'HONNEUR	CHEVALIER DE LA LÉGION D'HONNEUR

Avec 44 figures intercalées dans le texte

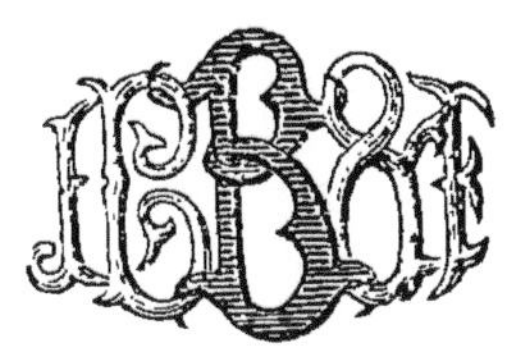

PARIS

LIBRAIRIE J.-B. BAILLIÈRE ET FILS

RUE HAUTEFEUILLE, 19, PRÈS DU BOULEVARD SAINT-GERMAIN

1888

PRÉFACE

Au moment où les questions d'hygiène sont à l'ordre du jour et où tout le monde paraît bien pénétré de leur importance, il nous a paru utile de condenser en un court exposé les lois qui président à la conservation de la vue et les conseils qui en découlent.

L'ignorance, l'inexpérience et les préjugés du public en pareille matière sont très grands, et depuis longtemps nous avons été frappés de voir la quantité considérable de personnes dont la perte ou la diminution de la vue n'était imputable qu'à des erreurs de ce genre.

Et pour ne citer que quelques exemples :

Combien de personnes savent qu'à partir d'un

certain âge il importe de ne pas retarder le port des verres, lorsqu'apparaissent les premiers signes de la presbytie ? La plupart du temps on s'imagine bien faire en attendant le plus possible et on ignore complètement que ces atermoiements peuvent devenir le point de départ de troubles divers plus ou moins sérieux.

Il en est de même dans les cas de myopie : comme nous avons l'occasion de l'observer journellement, des personnes atteintes de myopie forte sont persuadées qu'elles agissent sagement en portant pour voir au loin des verres d'un numéro relativement faible qui ne corrigent pas complètement leur myopie ; d'autres croient qu'elles ne doivent pas porter de verres pour le travail. Toutes sont également étonnées lorsque nous leur donnons les conseils contraires.

Et l'ophtalmie des enfants nouveau-nés : cette affection est dangereuse assurément, mais cela provient en grande partie des négligences et des préjugés si condamnables qu'on lui oppose dans une grande partie du public et qui font d'elle une des causes les plus fréquentes de cécité, alors que par des soins méthodiques elle guérit presque toujours.

Une des lois principales pour ne pas dire la

première de toutes, qui doit présider à l'hygiène oculaire, réside, on le comprend, dans les procédés d'éclairage employés pour les travaux de toute nature. Or, il n'est pas de règle d'hygiène qui soit plus négligée et depuis longtemps nous avons constaté avec regret que l'on ne s'inquiétait pas suffisamment de fournir à l'œil la quantité de lumière dont il a besoin, lumière qui constitue son élément et son modificateur naturels.

Nous avons pensé faire une œuvre utile en énumérant d'une part les dangers auxquels l'œil et la vue peuvent être exposés dans les diverses circonstances de la vie, et d'autre part en indiquant les règles à suivre pour éviter le plus possible ces dangers et les combattre avec fruit, règles qui nous ont été suggérées par notre expérience, notre pratique et nos études spéciales.

Notre livre s'adresse aux médecins qui n'ont pas fait de l'ophtalmologie une étude spéciale et en même temps aux personnes étrangères à la science médicale. Les données scientifiques sur lesquelles nous nous basons sont exposées de façon à intéresser les premiers, sans être inintelligibles pour les seconds.

Les médecins encore inexpérimentés dans la

pratique de l'ophtalmologie pourront lire notre livre avec un certain bénéfice, en y trouvant des aperçus nouveaux et instructifs sur des sujets qu'il leur sera utile de connaître.

Quant au public, il en retiendra des principes et des conseils pratiques, applicables à toutes les éventualités de la vie (âges, professions, etc.) et dont l'observation lui rendra de grands services pour la conservation de la vue, sans laquelle l'existence perd tout charme et tout intérêt.

Nous avons pensé bien faire en consacrant dans ce livre une partie spéciale *à la Cécité et aux Aveugles,* et en indiquant certaines règles d'hygiène qu'il convient d'appliquer à cette classe de malades, si nombreuse et si intéressante. Il ne faut pas laisser s'aggraver la situation des aveugles, il faut au contraire l'améliorer lorsque cela se peut, et en tout cas chercher à leur procurer tous les soulagements désirables, physiques et moraux.

Dr GALEZOWSKI, Dr KOPFF.

Paris, le 15 juillet 1888.

INTRODUCTION

« Tels sont les yeux, tel est le corps », a écrit Hippocrate[1].

Cet aphorisme, vrai au ve siècle avant l'ère chrétienne, époque à laquelle il a été écrit, n'a fait qu'augmenter d'importance et de justesse avec les nombreuses époques scientifiques qui se sont écoulées depuis. Aujourd'hui, l'hygiène oculaire peut être considérée comme une application à la vue, des règles tracées par l'hygiène générale, étant donnés les liens qui unissent la plupart des affections oculaires aux grandes diathèses de l'organisme.

Les rapports entre l'hygiène oculaire et l'hygiène générale sont nombreux; nous voyons en effet la plupart des différents états constitutionnels retentir sur l'organe de la vision et un très grand

1. Hippocrate, *Œuvres*, trad. Littré, tome V, p. 313, § 22.

nombre d'affections de l'œil n'être pour ainsi dire que la signature d'un état général qui y produit une localisation déterminée. L'alcoolisme, la tuberculose, le lymphatisme, l'arthritisme, la goutte, les affections cardiaques, l'albuminurie, le diabète, l'anémie, la chlorose, la grossesse, la ménopause, l'ataxie locomotrice, présentent constamment des déterminations oculaires; et souvent même, la manifestation oculaire existe seule pour révéler au médecin l'état général latent.

Les maladies aigües, éruptives ou inflammatoires, telles que : rougeole, diphthérie, etc., exercent aussi leur influence sur la vue, comme du reste toutes les causes qui à un moment donné arrivent à ébranler plus ou moins profondément l'organisme.

En dehors des diverses influences qui peuvent agir sur la vue, l'œil en lui-même n'est-il pas l'organe le plus utile, le plus précieux et le plus noble; et à ce seul titre ne mérite-t-il pas des précautions et des soins spéciaux, dans le but de le conserver dans son intégralité et d'assurer le fonctionnement régulier de ses parties constitutives ?

Les fonctions dont l'œil est chargé sont évidemment celles qui ont la plus grande importance dans la vie de l'homme, et qui lui sont le plus nécessaires pour se mettre en relation avec le monde extérieur, pour en apprécier les formes, les rapports et les beautés, et pour éveiller son imagination, d'après les impressions communiquées au cerveau par l'intermédiaire des nerfs optiques; et ce n'est pas sans raison que l'on regarde la cécité comme étant le malheur le plus affreux qui puisse affliger l'humanité.

Les anciens avaient l'intuition de l'influence exercée par une bonne hygiène sur le sens de la vue; et Hippocrate, Galien, Celse, Paul d'Egine, ajoutent souvent à leur thérapeutique locale la recommandation de donner des soins généraux hygiéniques.

Dans les traités de médecine et de chirurgie des époques qui suivent, on trouve aussi des conseils hygiéniques à l'usage des yeux. Et aujourd'hui, après les immenses progrès qu'a réalisés l'ophtalmologie, au point d'être devenue la plus exacte et la plus complète des sciences médicales, n'est-il pas nécessaire de lui tracer des lois hygiéniques spéciales et bien précises? En résolvant ce problème, nous répondrons aux besoins urgents du moment; d'autant plus que, s'il est une branche de l'hygiène dont les principes soient ignorés ou négligés par le public, et même par des médecins, c'est incontestablement l'hygiène oculaire.

Les divers modificateurs qui agissent sur l'organisme entier ont aussi une action plus ou moins directe sur l'œil; aussi la pratique de l'hygiène générale est-elle nécessaire avant tout. Étant données, d'une part, l'extrême délicatesse des différentes

parties de l'œil, et de l'autre, la part prépondérante que cet organe prend à tous les actes de la
vie, il paraît nécessaire de connaître spécialement
comment il se comporte au milieu des modificateurs de toute sorte qui viennent agir sur lui et
comment il peut résister à leur action. Dès la
naissance, l'œil se trouve exposé à des causes
nuisibles, et jusqu'à la mort et dans toutes les
conditions sociales, il rencontre sans cesse des
ennemis contre lesquels il importe de savoir se
garantir. Que de maladies et d'infirmités seraient
évitées si l'on connaissait bien ces ennemis et si
l'on savait quelles armes il faut leur opposer!
C'est dans ce but que nous avons conçu l'idée
d'écrire *l'hygiène de la vue.*

Nous nous proposons d'étudier l'œil dans les
différentes phases de l'existence et dans les principales conditions sociales, de rechercher la part qui
dans certaines maladies doit être attribuée à telle
ou telle influence, et surtout d'indiquer les règles
prophylactiques à mettre en pratique pour le préserver de ce qui lui est nuisible.

L'hygiène tient aujourd'hui, et à juste titre, une
place prépondérante dans la pratique médicale; la
prophylaxie devient la préoccupation de plus en
plus grande du médecin et le législateur y apporte
sa sanction en donnant force de lois aux préceptes de la science. Les sociétés d'hygiène se
multiplient dans toutes les villes importantes, et

des congrès internationaux se réunissent périodiquement pour discuter les grandes questions qui intéressent la santé publique.

Au milieu de ce mouvement général, il nous a paru bon d'attirer l'attention sur les règles hygiéniques et prophylactiques qui sont spéciales à l'œil, assurés que c'était faire ainsi un *travail utile*.

Nous diviserons notre étude en deux grandes parties :

I. *L'Hygiène privée* ;

II. *L'Hygiène publique.*

Dans la première partie, nous étudierons toutes les questions qui se rapportent aux individualités : les âges, les conditions d'hérédité, les différentes conformations des yeux (myopes, hypermétropes, etc...), et l'action de certains modificateurs (tabac, alcool.....) sur les yeux.

Dans la deuxième partie, nous nous occuperons des influences exercées par les modificateurs sur la vue des collectivités : influences météorologiques ; influence de la lumière, ce modificateur essentiel de l'œil ; influence des écoles, de l'éclairage... et des professions.

Pour faciliter la lecture de notre livre aux personnes qui ne sont pas initiées à l'anatomie de l'œil, nous plaçons avant de commencer, trois figures qui leur permettront de se rendre compte des différentes parties qui constituent le globe de l'œil (Fig. 1, 2 et 3).

Dans la figure 1, on voit : 1, l'iris qui se contracte, selon la plus ou moins grande quantité de

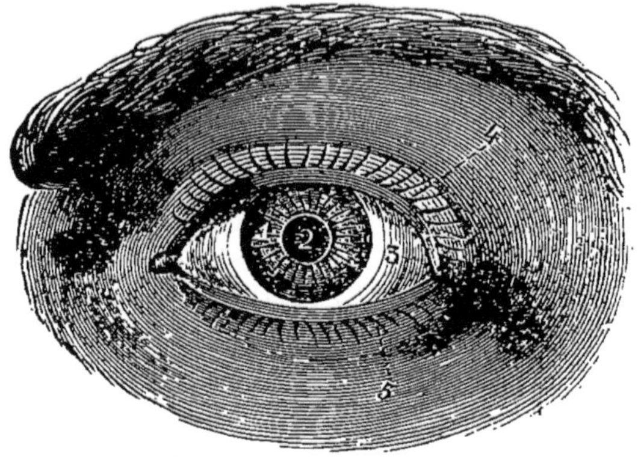

Fig. 1. — Parties extérieures de l'œil (Dalton).

lumière ; 2, la pupille qui se montre à travers la

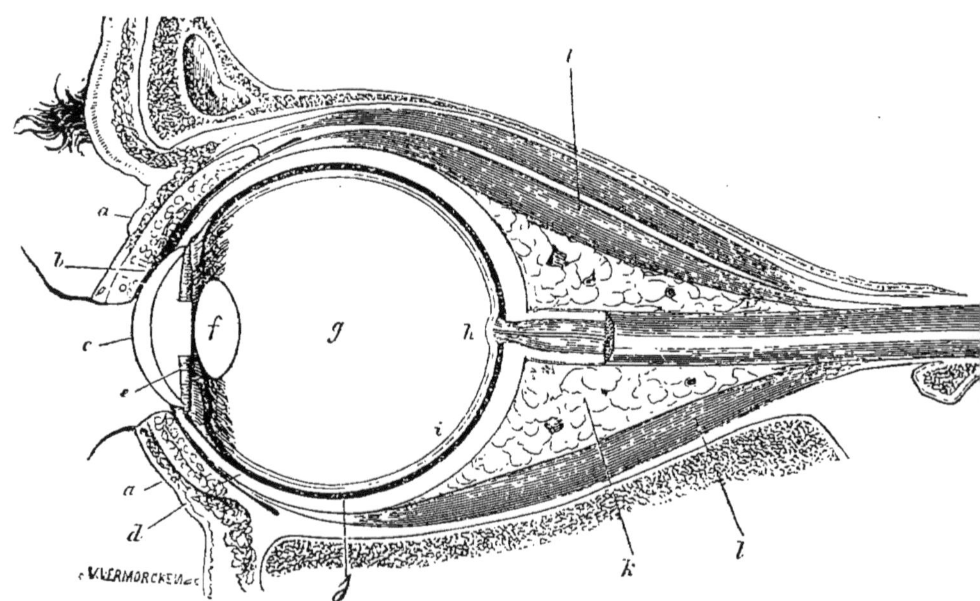

Fig. 2. — Coupe schématique de l'œil et de ses annexes.

cornée transparente ; 3, la partie antérieure de la sclérotique, que l'on voit entre les paupières, et que l'on appelle vulgairement *le blanc de l'œil;* 4, la paupière supérieure ; 5, la paupière inférieure.

La figure 2 représente : *a,* la peau des paupières ; *b,* la conjonctive ou membrane muqueuse qui tapisse les paupières ; *c,* la cornée transparente ; *d,* la sclérotique ; *e,* l'iris ; *f,* le cristallin ou lentille chargée d'accommoder la vue aux distances, et qui devient

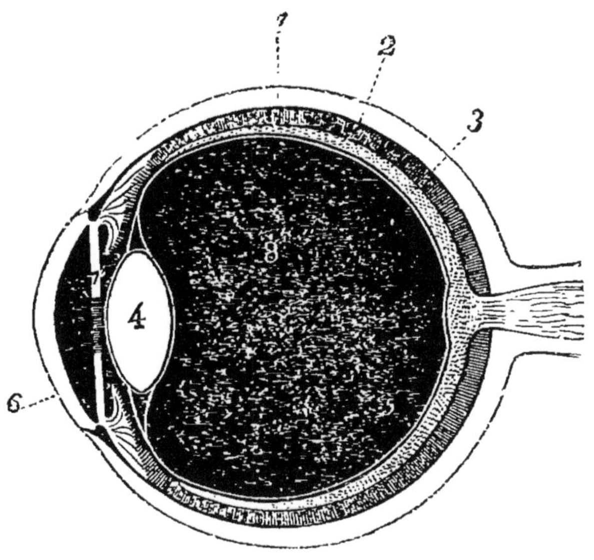

Fig. 3. — Section verticale du globe de l'œil.

opaque dans la cataracte ; *g,* le corps vitré, concourant à la réfraction des rayons lumineux par sa parfaite transparence à l'état normal et servant de support à la rétine par sa consistance égale à celle du verre fondu ; *h,* le nerf optique et la rétine ; *i,* la rétine, membrane servant à la perception de la lumière

et des couleurs ; *j*, la choroïde, membrane servant :
par sa partie antérieure ou ciliaire, à la nutrition
des milieux transparents de l'œil ; et par sa couche
pigmentaire, à l'absorption des rayons qui ont
déjà produit leur impression sur la rétine, comme
cela a lieu dans les appareils optiques ; *k*, l'orbite ;
l, l, les muscles externes de l'œil, qui font mou-
voir le globe oculaire dans tous les sens.

La figure 3 montre : 1, la sclérotique ; 2, la
choroïde ; 3, la rétine ; 4, le cristallin ; 5, la
membrane hyaloïde entourant le corps vitré 8 ;
6, la cornée ; 7, l'iris.

HYGIÈNE DE LA VUE

PREMIÈRE PARTIE
HYGIÈNE PRIVÉE

CHAPITRE PREMIER.

HYGIÈNE DES AGES

§ Ier. — *Ophtalmie des nouveau-nés*

Les nouveau-nés, sont exposés à une affection, l'*Ophtalmie* dite *des nouveau-nés,* qui à elle seule est la cause la plus fréquente de la cécité, ainsi que l'attestent les diverses statistiques connues. Ce fâcheux état de choses tient aux traitements défectueux qu'on oppose à la maladie et au manque de prophylaxie. Une réglementation sérieuse, administrative et médicale, suffirait cependant pour triompher du mal victorieusement et diminuer d'autant le nombre des aveugles. C'est assez dire que cette affection doit occuper une place importante dans notre travail.

NATURE ET ÉTIOLOGIE. — Au moment même de la naissance, les yeux des enfants sont exposés à contracter l'*ophtalmie purulente* dite *des nouveau-nés,* et cela par contamination directe par les liquides infectieux dont ils peuvent recevoir le contact pendant l'accouchement. L'enfant a les yeux fermés à ce moment, mais le liquide contagieux reste dans les cils, sur le bord des paupières et pénètre dans le cul-de-sac conjonctival dès que les yeux s'entr'ouvrent. Quelquefois même, surtout dans les cas laborieux, les paupières peuvent s'entr'ouvrir avant que l'accouchement ne soit terminé, et alors la contamination se produit sur place.

Nous avons déjà bien des fois exprimé notre opinion sur l'étiologie unique et la spécificité de l'ophtalmie des nouveau-nés, et nous la maintenons plus que jamais. Lorsqu'on observe un cas d'ophtalmie purulente chez un nouveau-né, on peut être à peu près sûr que la mère était atteinte de pertes de nature virulente. On a incriminé les lochies, et des expériences ont été faites, desquelles il est résulté que les lochies de femmes saines d'autre part, ne pouvaient contaminer les yeux des enfants. Malgré ces expériences, il nous est difficile de ne pas attribuer un certain degré de virulence aux lochies, surtout pendant les épidémies de fièvre puerpérale. Quoi qu'il en soit, le liquide des pertes blanches leucorrhéiques dont nous parlons, contiennent des microbes (*gonococcus*) en grande quantité qui leur donnent leur spécificité et leur contagiosité, et qui se retrouvent également dans le pus conjonctival des ophtalmies des nouveau-nés, ainsi que l'ont démontré les recherches de Neisser.

Autrefois on attribuait l'ophtalmie des nouveau-nés à différentes causes, telles que le froid, la lumière, les traumatismes obstétricaux etc., et encore aujourd'hui le public et même des médecins croient à des influences de ce genre. Quant à l'ignorance et aux préjugés des parents et des sages-femmes à ce point de vue, ils sont encore enracinés à un degré incroyable. Un grand nombre d'aveugles qui peuplent les asiles ont perdu la vue par suite de cette ignorance ou de ces préjugés, l'ophtalmie de la naissance ayant été mal soignée, soignée trop tard ou même pas soignée du tout.

Arlt a décrit deux espèces d'ophtalmies des nouveau-nés; l'une bénigne, qui guérit en cinq ou six jours avec quelques soins de propreté; l'autre maligne, avec chémosis et suppuration, et qui amène la destruction des cornées si elle n'est pas soignée à temps. Beaucoup de médecins, et même quelques ophtalmologistes, partagent cette manière de voir et admettent à côté de l'ophtalmie grave l'existence d'une ophtalmie bénigne, qui pour eux n'est qu'une simple conjonctivite catarrhale plus ou moins intense. Nous pensons que ces deux formes ne sont que l'expression à des degrés différents d'une seule et même cause, à savoir : l'infection par un liquide virulent; que cette virulence soit plus ou moins atténuée, que l'œil ne reçoive qu'une quantité minime de germes infectieux ou que les conditions de réceptivité de la muqueuse soient variables. En tout cas, les premiers symptômes sont toujours les mêmes dans les cas bénins comme dans les cas graves; et il n'est pas possible au début de porter un pronostic quelconque sur la marche et l'issue de la maladie. Il est donc dangereux au point de vue thérapeutique d'établir la distinction décrite par Arlt et d'instituer un traitement anodin dans les cas que l'on suppose bénins et simplement inflammatoires. Si la maladie doit être grave, ce traitement n'arrête nullement son évolution, et l'on s'aperçoit que l'on avait affaire à un cas grave lorsque la cornée est nécrosée, c'est-à-dire lorsque l'œil est sérieusement compromis. Les cas légers sont justiciables du même traitement que les cas plus sérieux; à quoi bon, en conséquence, établir une distinction dont la réalité n'est démontrée qu'en théorie, que la pratique condamne et dont elle démontre le danger?

L'affection débute régulièrement le troisième jour après la naissance, quelquefois plus tôt, et cette incubation à durée fixe vient encore à l'appui de sa nature spécifique. Lorsqu'elle ne se développe qu'après le cinquième jour, c'est que la résistance de la muqueuse conjonctivale était plus grande ou que le pus était peu abondant ou moins riche en gonococcus ; mais toujours l'inoculation s'est faite pendant l'accouchement.

Dans les nombreuses statistiques qui ont été établies, l'ophtalmie des nouveau-nés occupe le premier rang parmi les causes de cécité en général. L'un de nous a attiré l'attention de la société de médecine publique sur les dangers de cette ophtalmie lorsqu'elle est mal soignée, et sur les moyens de conjurer ces dangers. Depuis 1870, il a été appelé à donner ses soins à 507 enfants atteints d'ophtalmie et sur ce nombre, 111 fois les enfants présentaient, au moment de leur première visite, des accidents plus ou moins graves, comme :

Perforation avec nécrose partielle ou totale de la cornée. 44

    Ulcérations. 34

    Leucômes. 15

    Staphylômes. 6

    Atrophie du globe. 7

    Cataracte capsulaire. 3

    Ectropion. 2

Les nombreuses statistiques recueillies par Fuchs donnent une moyenne de 30 0/0 pour le contingent de l'ophtalmie des nouveau-nés dans le chiffre total des aveugles. Elle est donc un des fléaux qui affligent le plus l'humanité, et sa prophylaxie doit sérieusement préoccuper les hygiénistes.

PROPHYLAXIE. — Quelles sont les mesures à prendre pour essayer de prévenir une maladie qui cause tant de ravages?

Beaucoup de femmes, qui n'avaient pas de pertes blanches avant d'être enceintes, en ont pendant les derniers mois de la grossesse. Une fois prévenu de cette particularité, le médecin doit tout d'abord y porter remède, au point de vue de la santé générale de la femme d'abord, et ensuite au point de vue de l'innocuité du futur accouchement; et dans ce but, il doit recourir aux irrigations antiseptiques. Ensuite, lorsque l'accouchement a commencé, il doit pratiquer largement les mêmes irrigations dans le but de chasser les liquides infectieux et de détruire leurs micrococcus.

Du reste, dans les maternités de Paris et de la plupart des grandes villes, on applique la méthode antiseptique avec injections chaudes aseptiques de liqueur de Van-Swieten ou d'acide phénique au 1/100, répétées de deux heures en deux heures environ, depuis le début du travail jusqu'après la délivrance, et ensuite deux fois par jour jusqu'à la première sortie de l'accouchée. Cette pratique, excellente pour l'hygiène générale de l'accouchée, nous paraît être en même temps très efficace pour la préservation de l'ophtalmie. Malheureusement, elle est souvent négligée dans la clientèle privée, par la plupart des sages-femmes et même par certains médecins, soit qu'ils en ignorent l'utilité, soit qu'ils la jugent inutile en dehors du milieu hospitalier. Cependant aujourd'hui, la plupart des médecins accoucheurs y ont recours, même dans leurs accouchements particuliers, pensant avec raison que les indications, pour n'être pas aussi urgentes que dans un établissement de maternité, n'en sont pas moins précises et les résultats pas moins avantageux.

Une fois l'enfant venu au monde, il faut procéder sans tarder au lavage et au nettoyage des yeux, avec une solution légèrement boriquée. C'est le plus souvent au moment où l'enfant entr'ouvre les paupières pour la première fois que l'infection de la conjonctive se produit. Peringer a démontré par des inoculations, que les gonococcus produisent leur effet virulent au bout de deux à trois minutes; il n'y a donc pas de temps à perdre et la désinfection des yeux doit être pratiquée séance tenante. Les procédés sont nombreux : lavages à l'eau chaude ou avec des liquides désinfectants à l'acide phénique, à l'acide borique, salicylique, etc.

Crédé va plus loin; il propose des lavages avec l'acide salicylique, suivis immédiatement de l'instillation d'une goutte de solution de nitrate d'argent à 2 o/o. Nous sommes opposés à l'application de la méthode de Crédé en tant que méthode préventive, car s'il n'y a pas eu d'inoculation leucorrhéique, elle est dangereuse; et si cette inoculation a eu lieu, elle est incapable d'enrayer la maladie et d'empêcher son apparition.

Il faudrait introduire la pratique prophylactique dans toutes les maternités et dans la clientèle privée. L'Etat et la société ont là un devoir humanitaire à remplir, en contribuant, par l'adoption et la réglementation de certaines mesures, à l'extinction d'un mal qui chaque année coûte la vue à tant d'enfants. Le docteur Brière (du Havre), d'accord avec la municipalité, fait distribuer aux parents des enfants dont on déclare la naissance, une petite brochure qui les instruit des dangers de la maladie, leur indique les précautions à prendre et surtout leur recommande de faire appeler sans retard un médecin, si le mal persiste seulement vingt-quatre heures. En 1880, le gouvernement français attira l'attention des populations sur ce sujet, par une note insérée au *Journal des Communes;* l'Allemagne fit rédiger un manuel à l'usage des sages-femmes; l'Autriche, en 1882, dans une ordonnance, conseilla la méthode de Crédé et aujourd'hui cette méthode est établie dans presque tous les services d'accouchement d'Allemagne. Nous avons dit plus haut ce que nous pensions de sa valeur prophylactique, et nous n'y reviendrons plus. Les congrès d'ophtalmologistes s'occupent chaque année de cette importante question et sont unanimes à faire un appel aux autorités compétentes. L'État protège la vie des citoyens, leurs propriétés... pourquoi ne ferait-il pas des lois pour protéger la vue des enfants?

Voici du reste les principaux desiderata que l'on peut formuler :

1° Le public devrait être instruit du danger de l'ophtalmie purulente, des conséquences que toute négligence peut amener et de l'urgence qu'il y a à faire appeler un médecin sans le moindre retard. Fieuzal propose avec raison de faire insérer cette instruction dans le livret des familles ou dans les calendriers populaires.

2° L'antisepsie sera pratiquée dans tous les cas, pendant le travail de l'accouchement ; antisepsie de l'accouchée par des irrigations désinfectantes, et antisepsie de l'accoucheur ou de la sage-femme.

3° Lavage des yeux de l'enfant dès la naissance avec des solutions antiseptiques, telles que:

Eau distillée.	100 gr.
Acide phénique.	0.50 cent.
Eau distillée.	1.000 gr.
Acide borique. . . .	25 gr.
Eau distillée.	1.000 gr.
Sublimé.	0.05 cent.

4° Les sages-femmes devraient être initiées à l'étude de la maladie, de ses causes et des premières précautions à prendre. Il devrait leur être interdit de traiter elles-mêmes l'ophtalmie purulente. Elles seraient tenues de rendre compte à la municipalité des cas d'ophtalmie, lorsque les parents, par insouciance ou indigence, négligeraient d'appeler un médecin.

5° Il y aurait lieu d'instruire les médecins de façon à ce qu'ils n'aient pas besoin du concours d'un spécialiste, qui peut faire défaut dans un très grand nombre de localités.

6° On devrait prescrire au médecin de l'état civil d'examiner avec soin les yeux de tous les nouveau-nés. De la sorte la maladie pourrait être soignée dès le début et avant que la cornée n'ait subi aucune altération.

Les soins devraient être donnés d'après une instruction rédigée par une Commission d'ophtalmologistes; cette instruction serait très nette et suffisamment détaillée. C'est dans les trois premiers jours après la naissance que la visite du médecin de l'état civil est faite, et c'est habituellement dans les mêmes délais que la maladie se déclare; c'est donc lui qui devrait être chargé d'examiner les yeux de l'enfant et d'avertir du danger, s'il trouvait la moindre inflammation.

Traitement. — Lorsque par suite du manque de prophylaxie ou malgré la prophylaxie, la maladie commence à se manifester, il faut agir sans le moindre retard, tout délai pouvant coûter la vue de l'enfant. C'est alors que la présence d'un médecin compétent est indispensable. Encore de nos jours il faut bien l'avouer, les remèdes de bonnes femmes sont en grand honneur contre cette affection, et il n'est malheureusement pas rare d'entendre les mères qui apportent leurs enfants contaminés dans les cliniques ou les consultations, avouer qu'elles ont pratiqué telle ou telle médication plus ou moins étrange, d'après les conseils d'une voisine ou d'une sage-femme.

L'ophtalmie des nouveau-nés est une affection très grave et qui amène la cécité lorsqu'elle est négligée ou mal soignée; au contraire, elle devient une affection bénigne lorsqu'elle est combattue en temps voulu et d'après certaines règles.

Les méthodes de traitement varient encore selon les praticiens, mais toutes ont pour base l'antisepsie. Plusieurs auteurs ont obtenu des cas de guérison avec des lotions boriquées, ou même avec de simples lavages à l'eau chaude pure; c'est qu'ils avaient à faire à des ophtalmies bénignes, en raison du faible degré de virulence du pus, ou par suite du peu de réceptivité de la muqueuse conjonctivale de l'enfant. Comme il n'est pas possible de distinguer au début les cas bénins des cas graves, il faut agir systématiquement chaque fois qu'on est en présence de la maladie; et selon nous, il faut considérer toute ophtalmie comme étant spécifique et la soigner comme telle : notre avis est formel à cet égard.

Le traitement héroïque est incontestablement le nitrate d'argent au 1/40; mais il faut avoir soin d’en faire l’application *deux fois par jour* (condition indispensable) afin d’empêcher la repullulation des gonococcus qui se reproduisent en abondance lorsqu’on les abandonne vingt-quatre heures à eux-mêmes. Il va sans dire que le badigeonnage des conjonctives avec la solution de nitrate d’argent est immédiatement suivie de l’application d’une solution salée. Le nitrate d’argent est un antiseptique puissant qui va atteindre les micro-organismes jusque dans les cellules épithéliales de la conjonctive.

Nos propres statistiques attestent hautement la supériorité de cette méthode sur toutes les autres. Lorsque l’enfant est amené dans les premiers jours de la maladie et que le traitement est appliqué régulièrement et surtout *deux fois par jour,* la guérison est infaillible.

Les soins de propreté et les lavages ne sont que le complément de cette thérapeutique qui n’a jamais donné d’insuccès. La grande contagiosité du pus indique assez quelles précautions il faut prendre dans les maternités, les crèches et les établissements d’enfants trouvés, et aussi dans les familles, pour éviter la propagation aux autres enfants ou aux grandes personnes.

Il faut isoler les enfants contaminés, aérer largement les salles communes, éviter l’encombrement, observer minutieusement les soins de propreté et veiller à ce que les linges et les éponges ne servent seulement qu’à l’enfant malade.

Lorsqu'il y a du gonflement des paupières et une suppuration abondante, les personnes chargées des lavages et des instillations auront bien soin de ne pas se placer en face de l'enfant et de détourner la tête au moment d'entrouvrir les paupières. Par suite de la tension intra-palpébrale, le pus est projeté en avant avec violence, et s'il atteint les yeux des personnes voisines, c'est pour les contaminer. Les exemples de ce genre ne sont malheureusement que trop fréquents.

C'est en négligeant toutes ces précautions que la maladie se propage d'enfant à enfant ou aux grandes personnes, et qu'on en arrive à attribuer à une influence épidémique ce qui provient simplement de contaminations successives par les linges, les éponges, les doigts, les eaux de lavage, les éclaboussures, les oreillers, etc.

Lorsqu'il n'y a qu'un œil atteint, il faut tâcher de préserver le second en couchant l'enfant sur le côté malade, en protégeant l'œil sain par une bande ou une espèce de verre de montre comme cela se pratique en Belgique, et en multipliant les soins de propreté. Il faut également, par des voiles et des moyens appropriés, protéger les yeux contre les mouches qui dans les pays chauds surtout, sont souvent des agents de transport du pus contagieux, ainsi que Cuignet l'a observé en Algérie et Anagnostakis en Grèce.

Ce long chapitre sera-t-il lu par d'autres lecteurs que des médecins ? Nous l'espérons beaucoup et nous souhaitons qu'il laisse dans leur esprit un souvenir qui leur sera utile le jour où ils auront un enfant.

§ II. — *Première enfance*

Après la naissance, une fois le danger de l'ophtalmie purulente évité ou conjuré, on doit surveiller les yeux des enfants, afin de les protéger contre les diverses influences qui peuvent leur être nuisibles.

Les organes de l'enfant sont tous novices dans l'exercice des diverses fonctions qui leur sont dévolues. Les premières impressions qu'ils reçoivent doivent être graduées avec de grands ménagements pendant un temps plus ou moins long, afin de ne pas amener de conflits préjudiciables aux organes eux-mêmes. Il faut faire peu à peu leur éducation, leur apprendre pour ainsi dire à recevoir les impressions extérieures sans en être froissés et les y acclimater par degrés. C'est la peau qui est appelée à être tout d'abord en communication avec le monde extérieur. La surface cutanée, par son développement et la dissémination des impressions qu'elle reçoit, supporte mieux le choc de cette première impression tactile et prépare en quelque sorte les organes plus délicats, comme l'œil, l'oreille... à leurs perceptions spéciales.

INFLUENCE DE LA LUMIÈRE. — La lumière, qui est le modificateur naturel de l'œil, devient par conséquent son premier ennemi chez les enfants, qui du reste tiennent habituellement les paupières fermées, comme s'ils en redoutaient le contact.

Il faut donc veiller à ce qu'elle ne vienne jamais blesser leurs yeux si délicats; tourner les berceaux à contre-jour, les entourer de rideaux; éviter d'exposer les enfants au jour lorsqu'ils se réveillent; ne pas les tourner du côté des fenêtres, surtout si la lumière est vive, sous le prétexte de mieux les voir ou de jouer avec eux; à la promenade couvrir les yeux de voilettes bleues ou vertes plutôt que blanches, pour ne pas les éblouir ni les fatiguer; en un mot les garantir toujours de l'action trop vive de la lumière solaire et surtout de la lumière artificielle. L'oubli de ces prescriptions, surtout pendant les premiers mois de la vie, peut être une cause de photophobie, d'irritations diverses, et peut exercer une fâcheuse influence sur l'acuité visuelle.

INFLUENCE DU FROID ET DE L'HUMIDITÉ. — Il faut également préserver les yeux des enfants de l'impression du froid et de l'humidité, qui peuvent provoquer des inflammations catarrhales plus ou moins vives des paupières et de la conjonctive. Aujourd'hui la constatation des naissances ayant lieu à domicile, on n'est plus obligé de porter à la mairie et par tous les temps, l'enfant qui vient de naître; cette excellente mesure a eu pour résultats de diminuer sensiblement le nombre des affections oculaires *à frigore* chez les enfants.

Il faut aussi protéger les yeux du vent, qui agit par le choc de son courant, par sa température et par les poussières qu'il soulève.

Développement du strabisme. — Peu à peu on habitue l'enfant à la lumière, et à l'air extérieur; en même temps il se développe et commence à se mettre en relation avec le monde extérieur. Ses yeux entrent en fonction; il regarde avec curiosité les personnes qui l'approchent; il reconnaît celles qui l'entourent et le soignent habituellement; il cherche à se rendre compte de la forme et de la consistance des objets qui se présentent à lui, en les touchant et en les regardant.

On croyait autrefois, et l'on croit encore aujourd'hui dans le public, que le strabisme prend naissance pendant la première enfance sous l'influence de causes très variées telles que les suivantes :

Lorsque les berceaux sont éclairés latéralement, les yeux de l'enfant se tournent instinctivement du côté par où vient la lumière, et à la longue, grâce à la fréquente répétition de ces mouvements latéraux, il finit par loucher.

Les hochets et les jouets brillants que l'on fait miroiter dans tous les sens aux yeux des enfants pour les amuser, et en général tout ce qui attire

leur regard en dehors de l'axe visuel, c'est-à-dire
à droite ou à gauche, en haut ou en bas, doit au
bout d'un certain temps, d'après ces théories
surannées, occasionner du strabisme; et dans cet
ordre d'idées, on a été jusqu'à incriminer les
signes que les nourrices peuvent avoir à la ma-
melle, les taches ou les verrues dont les enfants
eux-mêmes peuvent être marqués au nez, et qui
détournent leur regard de la ligne droite. L'imi-
tation, à laquelle les enfants sont naturellement
enclins, a été également accusée d'être une
cause de strabisme.

Nous ne nous arrêterons pas à réfuter ces diverses étiologies, que nous n'avons citées qu'en
raison de leur étrangeté. Pour se convaincre de
leur peu de valeur, il suffit d'observer que les
enfants ne commencent en général à loucher que
vers l'âge de trois ou quatre ans, alors que depuis
longtemps les différentes causes que nous venons
d'énumérer ont cessé d'agir et auraient déjà dû
produire leur effet.

Cependant, il existe quelquefois un strabisme
pour ainsi dire congénital, déterminé par des paralysies ou des contractures musculaires consécutives aux convulsions de la première enfance :
ces cas sont du reste excessivement rares. La
dentition peut aussi provoquer de la loucherie,
mais alors elle est périodique et passagère ; en
tous cas, elle cesse avec la cause irritative. Les

taches de la cornée, consécutives à des affections inflammatoires, amènent également de la loucherie par suite de la photophobie qu'elles occasionnent (théorie de Cuignet). L'œil atteint se cache instinctivement pour éviter le contact de la lumière, et cette déviation peut devenir permanente. La paralysie d'un des muscles de l'œil, l'amblyopie d'un œil, sont aussi des causes de loucherie.

Mais ainsi que l'a découvert Donders, la plupart du temps le strabisme est lié à un vice de réfraction et ne se manifeste que vers l'âge de quatre à cinq ans lorsque la vue commence à s'exercer de près, et que pour cela l'accommodation et la convergence entrent en action. Le plus souvent il s'agit d'hypermétropie, et dans ce cas, c'est un strabisme convergent qui se manifeste. Les trois quarts à peu près des enfants qui louchent en dedans sont des hypermétropes dont les yeux n'ont pas le même degré d'hypermétropie et qui cherchent instinctivement à se soustraire à une vision binoculaire pénible. Que ce soient les efforts exagérés de convergence de la part de l'œil le plus hypermétrope liés à ceux d'accommodation, comme le pense Donders; que ce soit le reflet ou la photophobie résultant de l'inégalité de réfraction des deux yeux (théorie de Cuignet), qui provoquent la déviation de l'œil, il n'en est pas moins certain que le strabisme dans la très grande majorité des cas et à l'exception de quelques cas très rares, est lié à l'hypermétropie, et que jamais il ne se manifeste avant quatre ou cinq ans, âge auquel la vision binoculaire commence seulement à s'exercer de près.

Les moyens sont nombreux pour rétablir la vision binoculaire abolie chez le strabique ou pour rétablir l'acuité visuelle de l'œil amblyope (occlusion de l'œil sain, prismes, stéréoscope, appareil antistrabique de Cuignet...). Quant au strabisme optique, hypermétropique convergent ou myopique divergent, il n'est guère justiciable que d'un traitement optique par des verres appropriés, suffisamment forts, périscopiques, portés constamment toute la journée pour le travail, pour les jeux et les promenades. Ce traitement peut être combiné dans certains cas rebelles, avec des cures de mydriatiques (atropine, duboisine ou homatropine) dans le but de paralyser l'accommodation et la convergence.

INFLUENCE DE L'ALLAITEMENT. — Les nourrices qui contractent des maladies oculaires pendant le cours de l'allaitement, pourront continuer de nourrir si l'affection dont elles sont atteintes est purement catarrhale. Si elle est de nature contagieuse, et si elle révèle une diathèse spéciale (syphilis, scrofulose.....) ou un état de faiblesse générale, le médecin appréciera la conduite à tenir, et selon les cas, décidera un changement de nourrice ou un nouveau mode d'allaitement.

Nous avons vu plus haut le peu d'importance qu'il faut ajouter à l'influence exercée sur la vue des enfants par les nourrices qui louchent ou qui portent au sein des signes pouvant attirer le regard de l'enfant.

SOINS DE PROPRETÉ. — La propreté la plus grande devra être observée pour les lavages des yeux; on les pratiquera régulièrement, avec des éponges fines qui ne serviront qu'à cet usage et en évitant le contact irritant du savon.

Les localisations oculaires de la scrofulose sont fréquentes (ophtalmies, blépharites...); il faut chercher à en combattre le développement par des soins locaux de propreté, en même temps que par une bonne hygiène générale (aération, ré-gime...).

Les sociétés protectrices de l'enfance, les sociétés maternelles, les administrations des crèches, les salles d'asile, qui veillent aux soins généraux à donner aux enfants, devraient prescrire des ins-tructions spéciales concernant les yeux. Car si des conseils de ce genre sont salutaires pour les enfants élevés dans leur famille, combien plus ils le deviennent pour ceux qui vivent en com-mun! Un oculiste devrait être attaché à ces éta-blissements, avec mission de les visiter régulière-ment, pour y rechercher les enfants atteints de maladies d'yeux, leur donner des soins, éloigner les cas contagieux, et provoquer les mesures nécessaires. Combien d'affections oculaires contagieuses se propagent dans ces milieux, par suite du manque de précautions et de soins ! Il y a là encore une grande lacune à combler, dans l'intérêt de la vue des enfants.

§ III. — *Deuxième enfance*

La deuxième enfance commence après le sevrage et va jusqu'à l'âge de deux ans. Pendant cette période, il faut continuer l'observation des règles précédentes, tout en atténuant la rigueur de certaines d'entre elles. Les organes des sens se fortifient et s'aguerrissent ; leur impressionnabilité excessive après la naissance, leur permet maintenant de recevoir sans trop de secousse, mais encore avec de grands ménagements, les impressions extérieures. La lumière artificielle pour laquelle les yeux n'ont pas encore la résistance nécessaire doit toujours être absolument évitée.

Les soins de propreté doivent être plus sévères que pendant la première enfance ; l'enfant commençant à marcher et ayant le libre usage de ses bras, il voudra toucher à tout et se salira plus facilement les mains, qu'il peut porter ensuite à ses yeux, ce qui provoquera des ophthalmies.

La scrofulose étant cause d'un grand nombre de manifestations oculaires, doit être combattue par tous les moyens généraux en usage (exercices physiques, existence au grand air, etc...).

Le nombre des affections oculaires dues à la dentition est très fréquent (phlyctènes, tic des paupières, etc.), aussi faut-il surveiller cette période avec un certain soin. Du reste toutes les fonctions (digestion, respiration.....) doivent être l'objet de l'attention ; car souvent leurs troubles peuvent occasionner certaines maladies des yeux (affections herpétiques). Les convulsions auxquelles les enfants sont sujets pendant la période de dentition peuvent également devenir le point de départ d'affections paralytiques des yeux.

§ IV. — *Adolescence*

Nous réunissons dans ce même paragraphe, la troisième enfance de deux à sept ans, l'adolescence de sept à quinze ans, la puberté de quinze à vingt ans, et l'âge adulte de vingt à trente ans.

En effet, les influences qui peuvent agir sur la vue depuis l'âge de deux ans jusqu'à celui de vingt ans, sont à peu près les mêmes, avec des degrés d'intensité différents.

L'enfant, au sortir de la première dentition, commence à vivre de la vie extérieure ; les fonctions de relation se perfectionnent et les facultés cérébrales sont mises en activité. La deuxième dentition s'opère par poussées successives pour se terminer à la puberté ; et pendant cette longue période, l'accroissement général des divers systèmes de l'organisme suit son développement progressif et continu. Les périodes de transition doivent être surveillées, parce qu'elles sont souvent cause de phlyctènes, d'abcès et d'ulcérations de la cornée, de névralgies, etc.

JOUETS ET JEUX. — Vers l'âge de deux ans, l'enfant commence déjà à échapper à la surveillance maternelle qui le protégeait pendant les premières années. Il devient turbulent et aime à jouer avec d'autres enfants ou avec des jouets. Il se trouve exposé par là même à des accidents nombreux (blessures, corps étrangers, etc.). Les statistiques des traumatismes de l'œil en général, attestent une proportion moyenne de 30 o/o pour le seul chiffre des blessures chez les enfants. Ces blessures proviennent de l'insouciance ou de l'imprudence des parents qui ne surveillent pas suffisamment les enfants, les laissent toucher à tout (couteaux, ciseaux, plumes d'acier, etc.) et surtout leur donnent des jouets dangereux, tels que fusils à capsules, arbalètes, flèches, pétards, etc. Les exemples d'accidents provenant de ce fait et ayant amené la perte de l'œil sont très nombreux, et l'on se demande pourquoi la vente des jouets dangereux pour les yeux n'est pas prohibée, encore plus rigoureusement que celle des jouets peints avec des couleurs nuisibles. Il y a donc une grande surveillance à exercer pendant toute une période où l'enfant passe presque tout son temps à jouer.

INSTRUCTION. — Arrive le moment où l'on songe à l'instruction qui est nécessaire à l'enfant et pour laquelle on va l'envoyer à l'école et au collège, où pendant une quinzaine d'années environ il va se servir de ses yeux pour ainsi dire sans relâche. On demande dès lors à son accommodation d'entrer en fonction et ses facultés visuelles vont être exposées à se modifier et à s'altérer d'une façon souvent irrémédiable. Aussi consacrons-nous un chapitre spécial à une question d'aussi grande importance[1]. Personne n'échappe à l'influence des écoles et sans empiéter sur ce chapitre, nous pouvons déjà dire que l'on ne doit pas commencer trop tôt l'instruction des enfants. L'important, comme le répète avec insistance Arnould[2] et comme le pensent tous les hygiénistes, c'est d'abord de favoriser le développement des forces physiques, et il est contraire à une bonne hygiène de vouloir demander de trop bonne heure au cerveau une certaine somme d'application.

Cette question du *surmenage intellectuel* est aujourd'hui à l'ordre du jour, et dans le cours de la discussion qui a eu lieu à l'Académie de médecine, Perrin a fait observer que souvent des céphalalgies opiniâtres attribuées au surmenage ne sont dues qu'à des phénomènes d'asthénopie. Le travail dans

---

1. Voy. deuxième partie, *Ecoles*.
2. Arnould, *Eléments d'hygiène*, 2ᵉ édition, Paris, 1888.

les livres commencé prématurément hâte en effet
le développement de la myopie, fatigue l'accommodation et engendre des troubles asthénopiques
qu'il est prudent d'éviter, en adoptant une méthode
d'instruction plus logique et plus saine.

La méthode de Froebel (*instruire en jouant*)
devrait être universellement répandue. Dès l'âge de
quatre ans, on donne aux enfants ce qu'on appelle
des *leçons de choses,* sans lire ni écrire. Ce n'est
qu'un peu plus tard et très progressivement qu'on
arrive à demander davantage aux yeux qui sont
encore débiles et qui ont besoin de s'accoutumer
petit à petit à la fixation et à l'accommodation.

Choix d'une carrière. — Arrive le moment
de choisir une carrière : on se préoccupe du goût
de l'enfant, de celui des parents, de certaines
convenances de famille, de la santé générale, etc.,
mais on ne s'inquiète presque jamais de savoir
si l'enfant aura l'aptitude visuelle nécessaire et si
les obligations de la carrière choisie ne seront
pas excessives et nuisibles pour sa vue. Il faut
faire pratiquer l'examen des yeux par un homme
compétent et ne faire un choix que si l'aptitude
visuelle existe en même temps que les autres
aptitudes.

Organes génitaux. — Une grande cause de
troubles oculaires chez l'enfant, chez l'adolescent
et chez le pubère, résulte du développement des
organes génitaux. C'est l'âge critique, pendant

lequel les jeunes gens contractent des habitudes vicieuses qui peuvent nuire au développement normal et régulier du système nerveux. L'organisme entier subit les conséquences fâcheuses et quelquefois irrémédiables de ce vice ; les sens, et surtout le sens de la vue, en ressentent plus particulièrement le contre-coup. Les yeux deviennent larmoyants, rouges et congestionnés, ils s'enfoncent sous les orbites, s'entourent de cercles violacés, deviennent incapables de supporter aucun travail assidu et s'affaiblissent de plus en plus. Le regard perd son expression et devient vacillant, atone, vague et incertain. Il se produit de la photophobie, des sensations de mouches volantes ; les pupilles sont dilatées et l'amblyopie s'accentue de plus en plus. Dans l'intérieur de l'œil on ne constate aucune altération.

L'imprudence des parents est souvent la cause de ces habitudes funestes. On néglige de surveiller les enfants à ce point de vue, et c'est là une erreur dangereuse ; car, ainsi que le dit Michel Lévy : « Le berceau a ses périls et ses mystères de dépravation ».

Combien d'enfants sont pervertis dès l'âge de cinq et six ans par les domestiques ! Les collèges et les pensionnats peuvent aussi devenir des foyers de contagion morale. Aussi le devoir des parents et des maîtres est-il de veiller avec une grande sollicitude sur les habitudes des enfants, sur leur entourage, sur leurs lectures, leurs fréquentations, leurs jeux et leur sommeil. Il faut leur éviter tout ce qui peut solliciter ou exciter prématurément les sens, occuper leur intelligence et maintenir un salutaire équilibre dans l'organisme par des exercices en plein air, l'activité physique, la gymnastique et l'hydrothérapie. Il faut éviter l'influence malsaine de l'oisiveté, veiller à ce que les enfants ne restent jamais inoccupés et arriver à fatiguer leur corps dans une juste mesure hygiénique.

Lorsque, malgré tout, on constate l'existence du vice, il faut s'adresser à la volonté et à la raison, exposer aux enfants les misères physiques auxquelles ils s'exposent, frapper leur imagination par ce tableau et ne pas craindre d'aborder cette question sans détours. Beaucoup de parents y mettent une fausse honte et une pudeur mal comprises.

§ V. — *Age adulte. Virilité*

C'est l'époque où le développement de l'organisme est complet et définitif. Les fonctions des organes peuvent s'accomplir sans entraves, les passions se donnent un libre cours et les facultés sont à leur apogée, jusqu'au moment où s'annonce la période de déclin, plus ou moins tôt suivant les individualités. C'est la période de l'existence proprement dite, celle pendant laquelle les grandes influences inhérentes à la vie humaine et sociale exercent surtout leur action. Nous les étudierons aux chapitres spéciaux des différents modificateurs hygiéniques, en tant qu'ils agissent sur la vue (*Habitations, éclairage, aliments, boissons, atmosphère, habitudes,* etc.).

Il y a certaines règles qui sont utiles à observer pour l'hygiène oculaire en général, et qui sont le plus souvent ignorées ou négligées. On sait ce qui convient ou ne convient pas à son estomac, on sait qu'on a la poitrine ou la gorge délicates et on prend des précautions appropriées; observe-t-on les mêmes soins pour l'œil, cet organe si précieux et si sensible ?

Veillées. — Le sommeil est un besoin impérieux de l'organisme; après les fatigues physiques et intellectuelles de la journée, il se produit une incapacité nerveuse, qui réclame énergiquement du repos. C'est sur les yeux que se font sentir les premiers appels du sommeil; les paupières se ferment comme paralysées, le regard se trouble, la pupille se dilate et l'œil se porte en haut et en dedans: de tous les sens c'est celui de la vue qui s'endort le premier. C'est qu'aussi il a fonctionné sans relâche, alors même que d'autres parties du corps étaient dans le repos. Dans toutes les occupations de diverse nature qui ont fourni le contingent de la journée, il a été obligé de jouer un rôle tantôt actif, tantôt passif, c'est pourquoi il a un besoin invincible de repos. Du reste, lorsqu'on est fatigué, on ferme instinctivement les yeux quelques instants et l'on se sent soulagé. Le sommeil est donc une loi pour l'œil, comme pour le cerveau, comme pour les muscles, et on ne peut enfreindre cette loi sans encourir certaines conséquences et sans nuire au fonctionnement régulier de la vue. Or, s'il est une loi d'hygiène à laquelle on se soustrait continuellement, sans même s'en préoccuper ou même s'en douter, c'est la loi de la périodicité du sommeil. L'activité de l'œil a une limite physiologique au delà de laquelle il se produit de la fatigue et de l'usure par surmenage. Les veillées exagérées amènent à la longue des résultats de ce genre, étant donné surtout qu'à l'influence des veillées vient s'ajouter celle plus nuisible encore de la lumière artificielle[1].

Un grand nombre d'affections oculaires externes et internes proviennent des veillées qui sont devenues l'usage dans le monde. Il ne faut pas rechercher ailleurs la pathogénie d'une foule de conjonctivites, d'affections lacrymales, de névralgies périorbitaires, d'hypérémies externes et internes entraînant à leur suite des choroïdites, de l'amblyopie, surtout chez les personnes qui ont une prédisposition diathésique ou qui sont atteintes de vices de réfraction. Nous ne parlons pas des gens

---

1. Voir *Éclairage*.

qui de tout temps passent leurs nuits à veiller (*gens de plaisir, joueurs*) et dont l'hygiène générale laisse également beaucoup à désirer. Nous visons les gens dont l'existence est régulière, et qui, en faisant de la nuit le jour, ne font que suivre le courant mondain et se conformer aux exigences de la mode.

TRAVAIL. — Ce que nous disons des veillées consacrées aux plaisirs, concerne également les veillées réservées au travail, que ce travail soit la conséquence de certaines professions qui exigent un labeur nocturne, ou qu'il soit facultatif. Bien des hommes ont besoin de la tranquillité et du recueillement de la nuit pour fournir un travail sérieux, et pour faire jaillir les idées de leur imagination. Le danger est peut-être plus grand pour eux que pour les gens du monde ; car ils subissent encore, outre la fatigue de la lumière, celle de l'accommodation et d'une tension d'esprit qui réagit sur la circulation intra-oculaire. Nous pensons qu'il s'agit là d'une habitude dont on a fini par se faire une nécessité et qu'il serait facile de perdre tout à fait, ou tout au moins de modérer, afin de sauvegarder l'intégrité de la vue, sans parler des conséquences nuisibles pour la santé générale, dont nous n'avons pas à nous occuper ici.

Les personnes dont les yeux sont faibles et délicats doivent éviter tout travail à la lumière artificielle et celles qui ont les yeux bien constitués feront bien de s'imposer des limites raisonnables. Chacun peut apprécier la force de sa vue, c'est-à-dire savoir si elle est susceptible de se fatiguer facilement ou capable de bien supporter la lumière, la lecture et le travail assidu. Il faut proportionner l'exercice de la vue à sa force et savoir s'arrêter lorsqu'on sent de la fatigue, des maux de tête, des picotements et de la cuisson des paupières. Il faut savoir couper un travail prolongé par des intervalles de repos, varier autant que possible la grandeur et l'éloignement des objets sur lesquels doit s'appliquer la vue, varier aussi les positions pendant le travail ; marcher lorsque l'on est resté un certain temps assis, afin de régulariser la circulation et de prévenir la congestion de l'œil ; éviter le passage subit de la lumière à l'obscurité et réciproquement. Pour que l'œil se conserve intact, il faut que les impressions qu'il reçoit aient une intensité moyenne, et qu'en se répétant elles n'excèdent pas les limites physiologiques qui lui sont dévolues. Et de même que le tact s'émousse par les frottements et par les maniements d'instruments et d'objets grossiers, de même le sens de la vue s'affaiblit et perd de sa finesse sous l'influence d'impressions visuelles trop vives et trop fréquemment renouvelées.

EXERCICE. — L'homme reste toujours inférieur aux autres espèces animales sous le rapport de la perfection et de la finesse des sens. Pour arriver à donner au fonctionnement de la vue de la souplesse et de l'acuité, il a besoin de lui faire faire une certaine éducation. Il est un fait connu, c'est que les gens qui d'habitude vivent à la campagne et dont la vue s'exerce sur les vastes horizons de la nature, finissent par acquérir une acuité et une portée visuelles surprenantes, qui leur fait apprécier sûrement les grandes distances, la forme, la couleur et les rapports des objets environnants et éloignés. N'est-ce pas là un nouvel enseignement en faveur de la méthode d'instruction en plein air ? Emmener souvent les écoliers hors des quatre murs du collège, les transporter dans les plaines, les montagnes, les champs et les forêts, ce sera fortifier et affiner leur vue, en même temps que la soustraire aux influences scolaires si nuisibles pour elle. Une fois sortis des écoles, les jeunes gens continueront à prendre de l'exercice et son heureuse influence s'étendra également à la fonction visuelle, qui pour être excellente, a besoin d'une harmonie et d'un équilibre parfaits entre toutes les autres fonctions. L'exercice, en combattant les effets de certaines diathèses, empêchera la production de leurs déterminations oculaires. Enfin, l'exercice sera surtout indispensable aux personnes adonnées aux travaux de l'esprit, à celles que leurs occupations forcent à mener une vie sédentaire, aux gens de bureaux et aux personnes qui travaillent sur des objets petits et rapprochés. Par une promenade au grand air, où la vue s'exercera sur des objets éloignés, on obtiendra le repos des yeux après leur application forcée et continue, ainsi que la détente de l'accommodation surmenée quelquefois jusqu'au spasme.

Excès génitaux. — Les abus génitaux produisent un affaiblissement général et progressif de l'organisme, des symptômes nerveux provenant de lésions cérébro-spinales (*ataxie locomotrice, amblyopie, paralysie de la troisième ou de la sixième paire*), et enfin de l'atrophie des papilles. Un grand nombre d'atrophies papillaires ne reconnaissent d'autre cause que les excès génésiques. Il faut par conséquent savoir se régler et observer une certaine modération, comme du reste dans toutes les fonctions de l'économie en général, et surtout lorsqu'on a déjà la vue naturellement faible.

Lecture au lit. — Il existe une habitude excessivement répandue et qui ne peut avoir que des inconvénients pour la vue, c'est la lecture au lit. Ce genre de lecture exige la contraction de certains muscles pour donner au globe de l'œil une position correspondante à celle du livre; de plus la position horizontale du corps fait que les rayons lumineux passent près du bord palpébral inférieur et à travers les cils, ce qui produit un brisement et une diffusion plus ou moins grande du faisceau lumineux. Il est rare aussi, qu'étant couché au lit, on ait à sa disposition un éclairage suffisant du livre qu'on veut lire.

Si l'on veut obvier à ces inconvénients, il faut ouvrir largement les paupières, ce qui devient encore une cause de fatigue. Dans tous les cas, la lecture au lit nécessite des efforts fatigants qui n'existent pas avec la lecture dans la position assise. Ces efforts souvent répétés, surtout lorsque les yeux sont délicats, deviennent une cause de troubles divers (*asthénopies musculaire et accommodative, développement et progression de la myopie, amblyopie...*) sans compter les conséquences provenant de la lumière artificielle qui dans ces conditions vient de côté et produit sur le livre un éclairage inégal et défectueux, provoquant un surmenage de l'accommodation.

La lecture au lit répétée journellement est donc une habitude nuisible dont il faut interdire sévèrement la pratique aux enfants, et dont il faut savoir se passer lorsqu'on n'y est point obligé. Il ne faut en tout cas en user qu'avec grande modération et seulement lorsque l'on jouit d'une très bonne vue.

Lecture en chemin de fer et en voiture. — Un mode de lecture dont il faut encore user avec précaution, c'est la lecture en chemin de fer, en voiture et en marchant. Les secousses imprimées aux livres et aux journaux par les trépidations des voitures et de la marche, forcent l'accommodation et les muscles de l'œil à un travail incessant qui amène très vite de la fatigue. Les personnes qui voyagent beaucoup en chemin de fer et qui circulent continuellement en voiture feront bien d'user avec grande prudence de la lecture dans ces conditions, de s'en abstenir complètement si elles ont le moindre vice de réfraction et de ne pas attendre la sensation de fatigue pour s'arrêter.

Soins de propreté. — Est-il besoin de recommander la propreté à des adultes et à des hommes faits ? Nous ne le pensons pas. Cependant les personnes qui négligent plus ou moins cette partie de l'hygiène ne font pas d'exception en faveur de leurs yeux et contractent ainsi des affections externes (*conjonctivites, blépharites, inflammations des voies lacrymales...*) plus ou moins intenses. Mais la négligence dans les soins de propreté peut entraîner des conséquences plus graves lorsqu'il s'agit de personnes atteintes d'affections contagieuses, telles que : conjonctivite catarrhale subaiguë, ophtalmie purulente, blennorrhagie, pertes blanches..... C'est alors qu'il faut veiller avec une attention excessive à la propreté des mains, du linge, des éponges..... afin de ne pas s'exposer ou de ne pas exposer les personnes de son entourage à des contaminations dangereuses. Combien pourtant sont fréquents les accidents de ce genre ! On n'a pas soin de se laver les mains chaque fois qu'elles ont pu être souillées et l'on se frotte ensuite les yeux; ou bien on s'essuye les mains avec un mouchoir ou une serviette dont on se sert ensuite ou dont d'autres personnes se servent pour les yeux, etc...

Nous conseillons de s'habituer à ne se servir seulement que du petit doigt lorsqu'on veut essuyer le coin des yeux, lorsqu'on y sent une démangeaison, ou quand il s'agit d'éliminer un corps étranger. Cette recommandation s'applique également aux médecins : le petit doigt en effet, sert moins que les autres pour toucher les parties souillées ou malades, et par là même présente plus de garanties pour ne pas contaminer les yeux.

Quant aux personnes qui ont l'habitude et le souci de leur propreté, nous leur conseillons comme un excellent moyen hygiénique de se faire de temps à autre, par exemple le matin et le soir au moment de leur toilette, des lavages à grande eau, très chaude, avec une éponge appliquée à plusieurs reprises et pendant quelques minutes sur les paupières fermées. C'est là une excellente pratique d'hygiène oculaire, dont l'usage devrait être généralisé. Elle entretient la vitalité des tissus de l'œil, en dissipant ces hypérémies habituelles causées par les fatigues, le travail assidu, les veilles, la lumière, l'air trop vif, le vent... Sous l'influence de la chaleur, les vaisseaux se dilatent momentanément, pour ensuite se contracter par la réaction et ramener ainsi l'équilibre dans la circulation. L'action du froid est tout opposée ; elle produit d'abord la contraction vasculaire à laquelle succède la dilatation et par conséquent la congestion.

DENTS CARIÉES. — Les dents cariées et les chicots peuvent être le point de départ de troubles oculaires des plus variés : paralysies et spasmes musculaires, paralysie et spasme du muscle accommodateur, asthénopie, photophobie, tic des paupières, larmoiement, etc... Il importe donc, ne fût-ce qu'au seul point de vue de l'hygiène oculaire, de ne pas négliger les soins prescrits par l'hygiène dentaire.

AFFECTIONS OCULAIRES. — Les moindres inflammations des yeux doivent être immédiatement soignées, autrement on s'expose à voir s'établir des affections chroniques du côté de la cornée, de la conjonctivite ou du bord des paupières.

Il existe une tendance pour ainsi dire générale, qui consiste à aller consulter les pharmaciens quand on a mal aux yeux : cela ne vaut pas la peine, dit-on, de déranger un médecin pour si peu. Ce qui arrive de moins fâcheux, c'est que le pharmacien vende un collyre simplement anodin et insuffisant (eau de roses par exemple), et dans ce cas la maladie abandonnée à elle-même continue son évolution; le malade confiant, persiste dans ce traitement négatif, et c'est lorsque le mal a atteint un certain développement qu'il s'adresse à un médecin compétent. D'autres fois, le pharmacien prescrit indistinctement et dans tous les cas un collyre à l'atropine, qui n'étant pas nécessaire, ne peut occasionner que des inconvénients par la paralysie de l'accommodation, ou même des dangers si l'œil a une prédisposition ou une poussée glaucomateuse. Une maladie légère souvent, et en tout cas susceptible d'être enrayée dans sa marche, finit par compromettre la vue et par demander un traitement indéfini, grâce à l'insouciance des malades, à ce préjugé si enraciné et si funeste qui procure tant de clients aux pharmaciens, et grâce aussi, il faut bien le dire, à la complaisance de ces derniers.

Une surveillance à cet égard devrait être sérieusement exercée, car la responsabilité de bien des cas de cécité incombe à des pharmaciens ou à des sages-femmes, et nous ne saurions trop insister pour que la moindre affection oculaire fût considérée comme une chose sérieuse ou pouvant le devenir, et qu'elle soit toujours soumise à l'examen d'un médecin.

§ VI. — *Vieillesse*

L'âge de retour constitue une période critique qui annonce et prépare par une gradation lente et continue la décadence sénile. Elle commence entre cinquante et soixante ans, plus ou moins tôt selon les constitutions et les conditions hygiéniques. Les organes s'affaiblissent, les fonctions diminuent d'activité et la vieillesse s'établit petit à petit avec ses attributs caractéristiques : Nutrition languissante, stérilité, stases sanguines par défaut de circulation, tendance aux congestions ; atrophies et scléroses musculaire, vasculaire, nerveuse et cérébrale ; fonctionnement de l'organisme de plus en plus languissant et difficile.

MODIFICATIONS SURVENANT DANS L'ACUITÉ VISUELLE ET DANS L'ACCOMMODATION. — Les organes des sens suivent une marche régressive et l'œil notamment perd peu à peu les qualités qui en assuraient le parfait fonctionnement. L'acuité visuelle décroît sous l'influence de l'âge, suivant une progression que Donders a calculée et formulée. Elle descend à 2/3 vers l'âge de 60 ans et à 1/2 vers soixante-quinze ans.

MODIFICATIONS SURVENANT DANS LE CRISTALLIN. — Donders a également calculé la progression suivant laquelle le point *proximum* de la vision s'éloigne de plus en plus avec les années pour aller rejoindre le point *remotum* à l'infini, vers l'âge de soixante-quinze ans : c'est la presbytie, à laquelle nous consacrerons plus loin un chapitre spécial. Elle est due à la dégénérescence sénile du cristallin, qui commence par une sclérose ou *densification du noyau cristallinien*. Ce processus sénile diminue progressivement l'élasticité du cristallin et le rend par suite de moins en moins accessible à l'action du muscle accommodateur. Sa transparence n'est pas altérée, mais la dégénérescence que subit l'enveloppe des ses fibres lui donne une teinte jaune d'ambre. Cette coloration augmente sensiblement entre soixante et soixante-dix ans, et finit par s'étendre à toute la masse, de sorte qu'il réfléchit une certaine partie de la lumière incidente et que sa transparence finit par devenir moins parfaite. Souvent, chez le vieillard, la transparence du cristallin se trouve encore troublée par de petites opacités périphériques disposées en anneaux et qu'on a appelées *gérontoxon* ou *cercle sénile du cristallin*. La limpidité reste intacte dans toutes les autres régions et n'est troublée que dans la périphérie. Ces opacités restent généralement stationnaires pendant tout le reste de la vie, à moins que la santé s'altérant pour une cause ou l'autre, la nutrition du cristallin ne se trouve modifiée, ce qui amènera la cataracte en complétant l'opacification. La cataracte sénile n'est donc pas un phénomène physiologique de la vieillesse, elle est une maladie engendrée par des affections constitutionnelles et dyscrasiques, des altérations oculaires, des excès de la vue, et en général par toutes les causes qui peuvent compromettre la nutrition du cristallin. Si l'un de ces facteurs n'intervient pas à un moment donné, le cristallin conserve sa transparence malgré sa dégénérescence physiologique et il ne se produit pas de cataracte.

Modifications survenant dans la cornée. — Le *gérontoxon* ou *arc sénile de la cornée* est dû à une dégénérescence d'une bande circulaire de la périphérie de la cornée. Il n'occasionne ni douleur, ni irritation et ne gêne nullement la vision. Il n'existe pas de corrélation entre le gérontoxon de la cornée et celui du cristallin, mais il en existe avec les altérations athéromateuses du système aortique, comme l'ont démontré les recherches de M. le professeur Peter ; et l'on peut en déduire des indications pour l'hygiène générale et le régime à suivre.

On n'oubliera pas que les cornées atteintes de gérontoxon suppurent facilement sous l'influence des traumatismes et l'on ne manquera pas de tenir compte de ce renseignement dans le cas d'une opération à pratiquer sur la cornée.

MODIFICATIONS SURVENANT DANS LES PAUPIÈRES ET LES VOIES LACRYMALES. — La peau des personnes âgées perd peu à peu son élasticité et les fibres du muscle orbiculaire se contractent irrégulièrement. Il en résulte tantôt du spasme qui amène à la longue de l'entropion, tantôt un relâchement avec ectropion consécutif. La déviation des points lacrymaux est la conséquence de ces différents phénomènes et de là des affections lacrymales qui s'observent toujours en si grand nombre chez les vieillards.

La photophobie est aussi très fréquente et elle est occasionnée par les affections des voies lacrymales et les troubles du cristallin. Les tissus jeunes se défendent mieux contre la lumière que ceux qui ont perdu leur souplesse. Dans les pays chauds, cette photophobie peut devenir une cause occasionnelle d'ophtalmie granuleuse ou purulente, par les besoins de frottements qu'elle provoque et qui amènent à un moment donné une inoculation spécifique.

PROTECTION DES YEUX. — L'œil du vieillard subissant le processus régressif comme les autres tissus de l'organisme, perd en même temps que ses aptitudes visuelles, sa force de résistance aux influences extérieures de toutes sortes : air froid, vent, humidité et surtout lumière. Il faut donc lui en éviter et lui en ménager autant que possible le contact, et prendre des précautions presque analogues à celles que l'on prend pour les yeux des enfants. Il faudra se garantir contre l'influence de la lumière artificielle, et ne pas abuser des veilles trop prolongées ; se protéger contre le froid et le vent ; ne pas lire longtemps dans la journée et jamais le soir à la lumière ; ne pas avoir des occupations qui demandent une grande application visuelle, se lotionner les paupières tous les matins à l'eau chaude...

Chez la femme, la ménopause, par les troubles qu'elle apporte à la circulation, est très souvent le point de départ d'affections oculaires graves, provenant la plupart du temps d'hémorrhagies des vaisseaux profonds ou de troubles dans la nutrition de l'œil. Les yeux devront être ménagés

avec attention pendant cette période et on leur
évitera les excitations et les fatigues qui pourraient
devenir le point de départ de perturbations dans la
circulation intra-oculaire.

Il est absolument indispensable d'opposer à la
presbytie le port des lunettes, ainsi que nous le
dirons plus loin. Nous condamnons formellement
le préjugé qui retarde le plus possible l'usage des
verres, sous le prétexte qu'il peut être nuisible à la
vue. Bien au contraire, c'est ce retard lui-même
qui est nuisible et qui peut amener des troubles
intra-oculaires et même le développement de la
cataracte, par suite des efforts d'accommodation
qu'on impose à un muscle accommodateur relâché
et à un cristallin dégénéré.

Les conserves seront nécessaires dans les cas si
fréquents d'affections lacrymales, de photophobie
et d'opacités capsulaires. On fera bien d'en porter
également en dehors de ces cas particuliers, pour
protéger les yeux contre la lumière et contre les
irritations de toute nature.

Exercice. — L'exercice est indispensable au
vieillard dans une mesure proportionnée à ses
forces : il porte le sang vers la périphérie et combat
la tendance aux congestions internes dûe au ralen-
tissement de la circulation et dont les yeux sont
menacés comme les autres organes.

Régime. — Pour cette même raison, on sera
très sobre, on n'usera que très modérément des

excitants et des alcooliques, et l'on combattra avec soin la constipation qui est si fréquente à cette époque de la vie. Les choroïdites séreuses et atrophiques reconnaissent souvent pour cause une constipation opiniâtre et les hémorroïdes qui l'accompagnent; sans compter les altérations du côté des membranes internes, et entre autres les hémorrhagies provoquées par les efforts pour aller à la garde-robe. Il est donc nécessaire d'assurer la régularité de cette importante fonction par les moyens habituels (*Pilules d'aloès et de rhubarbe; eaux de Montmirail, de Loëche, de Pulna, d'Hunyadi-Janos, de Birmenstorf, etc...*).

HABITUDES DIVERSES. — Tout ce qui est nuisible pour les yeux pendant la virilité, le sera encore davantage pendant la vieillesse. Il faudra donc savoir rayer de son programme telle ou telle distraction, telle ou telle habitude, au fur et à mesure qu'on avancera en âge; ou tout au moins en diminuer l'usage progressivement, sans attendre par exemple, d'avoir une amaurose pour cesser de lire. Les travaux de bureau et de comptabilité doivent être abandonnés et changés pour d'autres plus conformes à l'aptitude visuelle. Les administrations et les maisons de commerce devraient donner aux employés d'un certain âge à leur service d'autres occupations que la comptabilité qui peut devenir si nuisible à la vue, et à laquelle cependant on voit attachés un si grand nombre d'hommes âgés, sous le prétexte que leur âge même est une garantie de leurs bons services. Nous estimons qu'un grand nombre de cataractes, d'amauroses et de choroïdites sont provoquées par les excès d'accommodation que l'œil du vieillard ne peut plus supporter impunément.

Par conséquent, la modération en tout doit être la règle générale des personnes âgées; modération dans tous les plaisirs et dans toutes les habitudes et aussi modération dans l'usage de la vue. A côté de cela, par de l'exercice pris régulièrement, et par une médication inoffensive opposée à la constipation, on combattra la tendance aux congestions internes qui pourrait amener le développement de troubles et d'affections oculaires profondes.

CHAPITRE II

HÉRÉDITÉ

L'hérédité joue un grand rôle dans le développement des maladies oculaires. Son influence se manifeste d'abord sur la conformation de l'œil et de ses différentes parties; puis sous forme de déterminations oculaires diathésiques.

§ Ier. — *Influence de l'hérédité sur la conformation de l'œil*

Anomalies de conformation. — Les anomalies congénitales de conformation sont fort souvent le résultat de l'hérédité, et cela dans la proportion de 24 0/0 d'après les statistiques. Elles sont dues à des arrêts de développement ou à des inflammations survenues pendant la vie intra-utérine et atteignant les diverses parties de l'œil. C'est ainsi que l'on voit des colobomas ou fentes congénitales des paupières, de l'iris, de la choroïde et de la rétine, de chacun de ces organes isolément, mais le plus souvent de tous ou de plusieurs à la fois.

Les colobomas sont les anomalies de développement qui s'observent le plus fréquemment. Quelquefois et plus rarement, on rencontre du ptosis, des adhérences des paupières; l'absence de l'iris, son déplacement; la persistance de la membrane pupillaire qui laisse la pupille fermée après la naissance; l'existence de plusieurs ouvertures dans l'iris; l'absence de pigment choroïdien ou albinisme; la persistance des plis rétiniens et les plaques fibreuses congénitales de la rétine. Le bulbe oculaire peut aussi subir un arrêt de développement dans son ensemble et rester à l'état plus ou moins rudimentaire (microphtalmies et quelquefois anophtalmies). D'autres fois, au contraire, il subit une augmentation de volume.

Quant au cristallin, il peut manquer (aphakie) ou bien être ratatiné et atrophié (cataracte atrophique) : cette forme de cataracte accompagne souvent une atrophie complète du globe de l'œil. Le cristallin des nouveau-nés peut encore être le siège dans un œil ou dans les deux, d'opacités disséminées et d'une cataracte congénitale complète ou incomplète. Ces cataractes congénitales sont, par ordre de fréquence : la cataracte capsulaire néo-membraneuse, la zonulaire et la corticale postérieure. Une structure anormale de la capsule et sa plus grande épaisseur, s'opposant à

l'endosmose et à l'exosmose : telle est selon nous
la cause de ces cataractes. Elles se montrent souvent avec des anomalies diverses des autres membranes de l'œil, telles que : coloboma de l'iris et
de la choroïde, persistance de la membrane pupillaire.....

Enfin il peut se produire congénitalement des
atrophies de papille, des amauroses et des amblyopies monoculaires. Le nystagmus est également une affection congénitale et héréditaire.

Ces différentes anomalies et affections congénitales reconnaissent pour cause l'hérédité dans une
proportion de 24 o/o à peu près. Les enfants qui
en sont porteurs se trouvent issus de père et
de mère atteints, l'un ou les deux, d'une anomalie analogue ou de cécité consécutive à une
maladie quelconque. Ainsi des parents, dont
l'un par exemple est aveugle à la suite d'une
ophtalmie purulente, ont un enfant porteur d'un
microphtalmos; de même, des atrophies de l'œil
ou de la papille, des cataractes congénitales se
rencontrent chez des enfants dont l'un des parents
est atteint d'une affection cérébro-spinale. Baudon
cite le cas d'une petite fille de deux ans, ayant
une cataracte congénitale; sa mère était née cata-
ractée d'un père né lui-même porteur de la cataracte.
Sur quatre générations dans cette famille, on
comptait treize cas de cataracte congénitale. Les
exemples de ce genre abondent du reste.

La consanguinité des parents est aussi une cause fréquente de vices de conformation et de cécité chez les enfants. On peut lui imputer notamment un grand nombre de cas de rétinite pigmentaire (38 o/o d'après Fieuzal.).

VICES DE RÉFRACTION. — Les vices de réfraction sont aussi héréditaires, comme l'on peut s'en convaincre en interrogeant la généalogie d'un certain nombre de sujets, et comme nous le verrons plus loin (*myopie, hypermétropie*...).

PROPHYLAXIE. — Au point de vue hygiénique, il n'y a rien à faire pour prévenir le développement de ces vices de conformation et de ces cas de cécité congénitaux. Le seul remède consiste dans une utopie impraticable : prohibition des mariages où l'un des conjoints serait atteint d'une tare oculaire susceptible d'une influence héréditaire. Les aveugles, auxquels on peut appliquer des règlements disciplinaires (établissement des Quinze-Vingts), ne peuvent contracter mariage entre eux. Quant au degré de consanguinité, il est réglé par la loi qui n'autorise le mariage qu'au quatrième degré.

C'est l'hygiène et la thérapeutique oculaires qui apporteront une atténuation à l'influence héréditaire. Mais pour cela, il faut que les médecins des plus petites localités soient au courant de la science ophtalmologique et que les malades n'aient pas à faire un voyage long et coûteux pour aller consulter le spécialiste de la région, voyage qu'ils ne font pas la plupart du temps, par négligence ou par impossibilité matérielle, ce qui les expose à un traitement insuffisant et quelquefois contre-indiqué.

§ II. — *Influence de l'hérédité sur les affections oculaires de nature diathésique*

Les influences héréditaires diathésiques qui agissent le plus souvent sur les yeux, sont : la syphilis et la scrofulose. Leurs manifestations peuvent très bien ne pas exister au moment de la naissance et n'apparaître que plus tard sous l'influence d'une cause occasionnelle quelconque.

Ces causes occasionnelles proviennent de l'évolution progressive de l'organisme. Ainsi, l'enfant qui naît infecté de syphilis est débile et comme flétri, mais ne porte aucune lésion spécifique déterminée. Ce n'est que plus tard, à l'occasion d'une cause extérieure agissant par irritation sur les yeux, que se développe la kératite interstitielle diffuse spécifique qui donne le cachet caractéristique et révèle irréfutablement l'influence héréditaire. De même pour la scrofulose, elle reste latente, puis se manifeste au fur et à mesure que les occasions se présentent : allaitement imparfait, irritations de toute nature, dentition principalement, conditions hygiéniques défectueuses...

PROPHYLAXIE. — C'est l'hygiène des mariages qui est appelée à remédier à ces influences diathésiques. Il serait à désirer que les médecins des familles fussent appelés plus souvent à donner un avis prépondérant lorsqu'il s'agit de certaines unions et que les convenances hygiéniques, desquelles va dépendre la santé de toute une génération, eussent dans la balance au moins autant de poids que les convenances sociales. Il faudrait, autant que possible, opposer des constitutions l'une à l'autre, et par exemple à une femme née de parents scrofuleux, marier un homme robuste et exempt de tares constitutionnelles. C'est de la sorte que l'influence héréditaire s'épurera à la longue et qu'une famille finira par se régénérer.

Lorsque malgré tout, l'influence héréditaire existe, c'est au médecin d'exercer une surveillance éclairée sur l'hygiène des nouveau-nés, pendant la période de l'allaitement, après le sevrage, pendant la dentition, etc... Il cherchera à combattre l'aptitude héréditaire scrofuleuse par tous les moyens : habitation, éducation, gymnastique, profession...

Quant aux enfants pauvres, l'État doit s'occuper d'eux, ne fût-ce que dans son propre intérêt, pour relever la race et pour préserver un nombre énorme d'enfants des conséquences de la scrofulose que la misère favorise à un si haut degré. L'établissement de Berck-sur-Mer est un grand pas dans cette voie[1], de même que la création des colonies de vacances, permettant aux enfants pauvres de passer quelques mois à la campagne. Bien des enfants déjà ont bénéficié des avantages de ces institutions, en voyant se modifier leur tempérament. Mais il faudrait augmenter le nombre de ces stations maritimes et en fonder dans un grand nombre de régions pour en faire profiter tout le monde ; il faudrait instituer des *sanatoria* sur les points réputés pour leur action favorable et salutaire ; il faudrait multiplier les colonies de vacances, les exercices au grand air, et améliorer par tous les moyens possibles l'hygiène des classes pauvres, des crèches, des écoles, des ateliers et des habitations. Que de maladies oculaires, que de troubles visuels, que de cas de cécité seraient ainsi évités ! Car le traitement des maladies oculaires scrofuleuses doit être un traitement général en même temps que local, et il faut s'attaquer à la disposition diathésique plus encore qu'à l'état de l'œil.

On a compté que les affections oculaires de nature strumeuse existaient dans la proportion de 60 o/o sur le nombre total des maladies d'yeux des enfants. On voit quels ravages cette diathèse peut exercer sur les yeux de la jeunesse.

---

1. Voyez J. Bergeron, *Etiologie et prophylaxie de la scrofule* (*Ann. d'Hyg.*, 2e série, tome XXIX), et Duclaux, *Berck et les hôpitaux maritimes* (*Ann. d'hyg.*, 1883, tome X).

Les manifestations oculaires les plus communes de la scrofulose, et celles qui offrent le plus de danger, sont localisées sur la cornée. Elles peuvent amener la cécité lorsqu'elles sont graves ; et en tous cas, elles laissent la plupart du temps à leur suite un affaiblissement de la vue, occasionné par des opacités cornéennes ou leucomes et plus ou moins considérable, selon l'étendue et le siège de ces taches. Des cataractes peuvent même se développer secondairement à la suite de ces altérations cornéennes.

Les manifestations héréditaires de la syphilis ont une grande ressemblance avec celles de la scrofule, et leur siège de prédilection est également la cornée. C'est ainsi que la kératite interstitielle hérédo-syphilitique se rencontre environ quarante-cinq fois sur cent cas de syphilis héréditaire, à l'inverse de la syphilis acquise où les accidents cornéens sont absolument rares. La syphilis héréditaire peut aussi porter ses localisations sur d'autres parties de l'œil, et l'on peut rencontrer des iritis, des cataractes, des exsudations capsulaires, des chorio-rétinites et des plaques atrophiques...

Ici, la question de l'opportunité du mariage acquiert une importance plus immédiate que pour la scrofulose, dont l'action est plus lente. Un individu atteint de syphilis est gravement coupable s'il contracte mariage sans l'avis ou malgré l'avis d'un médecin. Seul, le médecin peut déclarer si la syphilis est assez ancienne et a été l'objet de traitements assez fréquemment répétés et assez énergiques, pour qu'on puisse espérer son extinction. Il s'en assurera, du reste, par tous les moyens d'investigation en son pouvoir et par un traitement d'épreuve au moyen des bains sulfureux. En général, on peut dire avec Fournier, qu'une syphilis doit avoir au moins trois ans d'existence, pendant lesquels elle aura été traitée méthodiquement, pour avoir quelque chance d'être épuisée; de plus, aucun accident ne doit s'être manifesté depuis un an et demi ou deux ans au moins. Mais il n'y a pas de règle générale s'appliquant à tous les cas; c'est au médecin de juger la maladie, la forme, la nature et le siège des accidents, et de ne se prononcer qu'en parfaite connaissance de cause.

CHAPITRE III

HYGIÈNE DE LA VUE DANS LES VICES DE RÉFRACTION
ET D'ACCOMMODATION

§ Ier. — *Myopie*

Dans la myopie, les rayons lumineux parallèles venant de l'infini ou des objets éloignés, au lieu de venir faire foyer sur la rétine, comme dans l'œil emmétrope ou normal (fig. 4), se réunissent

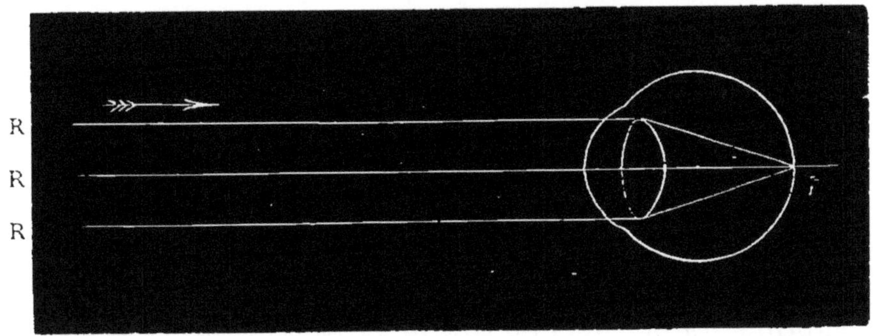

Fig. 4. — Œil emmétrope*.

en avant de la rétine (fig. 5) par suite de l'allongement de l'axe antéro-postérieur de l'œil au delà

* R, Rayons lumineux venant des objets éloignés et venant faire leur foyer φ sur la rétine.

de sa longueur normale, ainsi qu'il résulte des travaux d'Helmholtz, de Donders et de Giraud-Teulon.

ÉTIOLOGIE. — Cet allongement de l'axe de l'œil est souvent le résultat d'une conformation congénitale de l'œil, se transmettant héréditairement dans les familles et consistant en un certain degré d'amincissement des membranes oculaires, qui les rend moins résistantes et plus extensibles. Les efforts d'accommodation et de convergence exercent une traction sur ces membranes et finissent, au bout d'un certain temps, par allonger l'axe antéro-postérieur du globe oculaire. Tel est le mécanisme suivant lequel se développe et progresse la myopie. Mais pour cela, il faut que les membranes oculaires aient une structure anatomique primitivement défectueuse qui facilitera l'action de ce mécanisme. L'œil emmétrope, c'est-à-dire dont la réfraction est normale, mesure environ 24 millimètres suivant son axe antéro-postérieur; dans les cas de myopie, il peut atteindre 25, 26, 30 et jusqu'à 33 millimètres. C'est cet allongement qui détermine la myopie dite axile, la plus fréquente de toutes. Donders a établi cette loi : que toute dioptrie de myopie correspond à un allongement d'axe de un millimètre. Par conséquent un œil myope de trois dioptries a subi un allongement de trois millimètres dans son axe antéro-postérieur.

Les myopies dites de courbure sont rares ; elles sont causées par des augmentations de courbure des diverses surfaces réfringentes de l'œil : comme dans le kératocone, le spasme de l'accommodation, le déplacement du cristallin en avant, etc... En somme, la myopie de courbure est un vice de réfraction acquis et occasionné accidentellement par diverses causes pathologiques, tandis que la

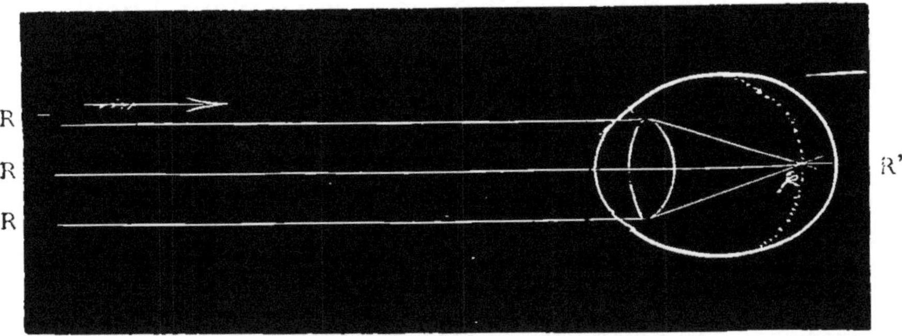

Fig. 5. — Œil myope *.

myopie axile est due à un allongement de l'axe antéro-postérieur de l'œil, survenu à la suite des efforts d'accommodation et de convergence.

Par conséquent, la myopie est un vice de réfraction qui est souvent congénital et héréditaire ; il reste ignoré pendant les premiers temps de l'exis-

* R, rayons lumineux parallèles venant des objets éloignés ou de l'infini ;

φ, foyer de ces rayons en avant de la rétine R' de l'œil myope.

tence, pour se manifester dès que l'enfant commence à travailler et à appliquer la vision binoculaire sur des objets fins et rapprochés. Lorsqu'on est issu de parents myopes, on peut naître avec une conformation anatomique de la coque oculaire, qui ne lui permettra pas de résister aux efforts du travail rapproché, dans lequel l'accommodation et la convergence entrent constamment en jeu, et de là développement de la myopie. La cause originelle de la myopie est donc très souvent l'hérédité; la vision binoculaire rapprochée en devient la cause déterminante.

Les membranes oculaires peuvent encore se laisser distendre sous l'influence de l'anémie et en général de toutes les causes débilitantes. Les affections inflammatoires de ces membranes (sclérites, kératites...) peuvent également en diminuer la résistance.

Ainsi que l'a observé Lagneau, la race paraît jouer un rôle dans cette prédisposition à la faiblesse de la coque oculaire. C'est ainsi que la myopie est beaucoup plus répandue dans la partie de la France située au sud de la Durance, du Tarn et de la Garonne, région occupée autrefois par les Ligures et les Aquitains; ensuite viennent les départements du Nord, tandis que dans les régions habitées par les Gallo-Celtes, la myopie est relativement rare. Les Israélites paraissent avoir une prédisposition marquée, comme le démontrent les nombreuses statistiques. En Allemagne, ainsi que Kohn l'a prouvé par des statistiques, la myopie est plus fréquente que dans les autres pays, parce que, d'après l'opinion de cet auteur, le niveau de l'instruction y est plus élevé que dans d'autres pays.

En général, on peut dire que la myopie est de tous les vices de réfraction celui qui est le plus répandu ; d'après les statistiques, en effet, il se rencontre douze fois plus que l'hypermétropie.

Une bonne hygiène oculaire dans les établissements d'instruction suffit pour empêcher ou enrayer les manifestations héréditaires de la myopie. Ainsi, à l'Ecole polytechnique, nous voyons la proportion des cas de myopie (33 o/o en moyenne à l'entrée) rester stationnaire sans augmenter sensiblement pendant le séjour à l'École, où le travail à courte distance domine et existe pour ainsi dire constamment. Ce fait, qui semble étonnant à prime abord, est dû aux excellentes conditions hygiéniques d'éclairage dans lesquelles s'accomplit le travail, et montre clairement quelle importance acquiert en hygiène la question de l'éclairage des écoles.

Une des conséquences habituelles de la myopie consiste dans l'insuffisance des muscles droits internes, amenée par les efforts excessifs de convergence que le myope est obligé de faire pour voir de très près et qui nécessitent l'action incessante

des muscles droits internes et du muscle accommodateur. Cette action ne s'exerce plus, comme
à l'état normal, sur un œil sphérique, mais sur
un œil ovale et d'autant plus allongé et dépres-
sible, que le degré de myopie est plus élevé. Dans
ces conditions, le muscle interne surmené se
fatigue, finit par se relâcher et il se produit un
strabisme divergent. Le malade renonçant instinctivement à la vision binoculaire qui est fatigante
et pénible, dévie un œil en dehors, d'abord périodiquement et à la longue d'une façon permanente.
Ces phénomènes s'accompagnent et sont précédés
de symptômes d'asthénopie musculaire, qui se
traduisent par de la fatigue, des sensations de tension, de picotements et de douleurs du côté du
grand angle de l'œil et des tempes, du larmoiement et de la photophobie. A la lecture, les lettres
paraissent se dédoubler ou se superposer. Les
symptômes d'asthénopie s'accompagnent toujours
d'insuffisance musculaire interne, ce qui les distingue des phénomènes analogues de l'asthénopie
accommodative dans l'hypermétropie. Tous les
yeux myopes sont atteints d'insuffisance musculaire, mais cette insuffisance ne devient réellement apparente et morbide que dans les degrés
très élevés de myopie. Dans les cas ordinaires, il y a
lieu de procéder à des épreuves spéciales (*Epreuves
de Græfe au moyen du prisme*) pour en déceler
l'existence. Certains auteurs, au lieu de voir dans

ce fait une conséquence naturelle de la myopie, l'ont envisagé comme étant une de ses causes organiques. Il peut se faire en effet, que par suite d'insertions musculaires vicieuses, l'action du muscle droit interne soit insuffisante, et que par sa prédominance le droit externe contribue à l'allongement du globe oculaire; si bien qu'avec cette théorie, on pourrait reconnaître la prédisposition à la myopie, en recherchant l'existence de l'insuffisance interne par les procédés habituels. Mais ce point de vue étiologique de la myopie est fort controversé, et pour notre part nous ne verrons dans l'insuffisance du droit interne par insertion défectueuse, qu'une circonstance prédisposante de plus et assez rare du reste. C'est la myopie qui engendre l'insuffisance musculaire; mais une fois la myopie développée, cette même insuffisance peut devenir à son tour une cause de progression et de complication de la myopie.

La tension de la vue et les efforts de convergence augmentant l'allongement de l'œil finissent par amener une séparation des membranes oculaires profondes qui sont peu à peu refoulées sous forme d'excavation staphylômateuse vers le pôle postérieur, c'est-à-dire à la partie externe et inférieure de la papille. C'est de cette façon également, que la myopie au lieu de rester stationnaire, devient progressive, peut atteindre un degré fort élevé et amener des désordres graves du côté de la choroïde et de la macula (*hémorrhagies, atrophies*), qui se traduisent par des scotomes et un affaiblissement progressif de la vision centrale.

En somme pour nous, l'hérédité joue un rôle important dans le développement de la myopie. L'œil présente à la naissance une conformation ovoïde et des membranes moins résistantes, et grâce à ces conditions, il ne peut supporter sans s'allonger, les efforts de convergence occasionnés par le travail binoculaire rapproché, c'est-à-dire sans éloigner sa rétine de son foyer principal.

Hygiène de la myopie. — De l'hérédité de la myopie, découle naturellement une première indication prophylactique de laquelle il faudra tenir compte dans une certaine limite, à savoir que des mariages entre myopes concourront pour une certaine part, à multiplier le nombre des myopes. Cette considération devra peser d'un certain poids dans les choix matrimoniaux, surtout lorsqu'il s'agira de myopes d'un degré élevé et avec complications.

La deuxième indication prophylactique consiste dans l'appropriation à la myopie des conditions de travail à la distance rapprochée. Il y a danger, pour les myopes, à exercer la vision binoculaire rapprochée; par conséquent il faudra réaliser les meilleures conditions possibles qui permettent de ne pas travailler de trop près. A ce point de vue, la question de l'éclairage des écoles et des salles d'étude joue un rôle capital. Il importe, ainsi que nous le verrons[1], que cet éclairage soit abondant, qu'il vienne de côté et de préférence du côté gauche, afin d'éviter l'ombre de la main qui écrit. Il faut multiplier la lumière et la rapprocher le plus possible de la table de travail (40 centimètres), de façon que la lecture et l'écriture puissent se faire facilement et sans efforts à une distance moyenne de 35 à 40 centimètres. Chaque foyer lumineux ne doit pas éclairer plus de 4 à 5 élèves, et pour éviter la chaleur produite, il sera muni de tuyaux servant à éliminer les produits de combustion, à diminuer la calorification et en même temps à aérer.

Le mobilier scolaire, l'écriture, la lecture, l'impression des livres, la place des élèves, la distribution des heures de travail... sont autant de questions de la dernière importance en matière de prophylaxie de la myopie; aussi ont-elles été l'objet des études de tous les hygiénistes, notamment de Trélat, Javal... qui ont établi à leur sujet des règles précises ayant force de lois aujourd'hui. Nous y reviendrons à propos des écoles.

Nous avons vu que l'anémie, l'affaiblissement de la constitution, et certaines affections inflammatoires des yeux peuvent influer sur le développement de la myopie. Souvent des enfants

---

1. Voy. chapitre *Écoles*.

emmétropes ou prédisposés à la myopie deviennent myopes, lorsqu'après une maladie ils reprennent trop vite leurs travaux.

Le système d'éducation exercera donc une grande influence pour empêcher le développement de la myopie chez les enfants chétifs, débilités ou atteints de maladies oculaires de nature lymphatique. La gymnastique, la natation, les exercices corporels, les toniques et les fortifiants, les promenades au grand air, etc..... seront très salutaires et les enfants ne reprendront leurs études que lorsqu'ils seront devenus plus aptes à supporter les fatigues de la vue.

Cette question de la prophylaxie de la myopie est du domaine de l'hygiène publique, et l'État ne saurait assez y veiller en instituant une surveillance technique spéciale sur la construction des écoles, sur leur aménagement et leur fonctionnement. L'école est une fabrique de myopes, a-t-on dit; c'est la vérité jusqu'à un certain point. Les récréations doivent avoir lieu à l'air libre et être réglées de façon à assurer un repos périodique à l'accommodation, repos qu'une judicieuse distribution du travail doit déjà lui assurer à plusieurs reprises pendant la durée même des classes.

La vue des enfants atteints de taies de la cornée ou légèrement amblyopes sera spécialement surveillée; car l'affaiblissement de leur acuité visuelle les porte à regarder les objets de très près, ce qui

fatigue la vue et développe en outre des conjonctivites et des blépharites. Les vastes horizons et
la vue au loin, voilà quelle est la vraie prophylaxie de la myopie, et c'est en vivant de la sorte
qu'on en préviendra l'apparition et le développement. Malheureusement l'éducation et l'instruction ne peuvent pas se faire entièrement en dehors,
et les écoles sont nécessaires. Aussi faut-il par tous
les moyens possibles en rendre le séjour moins
nuisible, et c'est vers ce but que doivent tendre
tous les efforts des hygiénistes, en usant largement de tous les systèmes perfectionnés connus
(éclairage, mobilier scolaire.....), pour permettre
le travail à 0,33 c. environ et empêcher que
les élèves ne soient tentés de se rapprocher davantage.

Après avoir rempli dans la plus large mesure
cette indication, il faut songer à enrayer le progrès
de la myopie lorsqu'elle existe, à la maintenir
stationnaire et à éviter les complications auxquelles
elle est exposée. Cette indication consiste à neutraliser la myopie au moyen de verres correcteurs,
de façon à empêcher les efforts de convergence.

Les verres concaves bien appropriés reportent
le foyer principal sur la rétine (fig. 6) et permettent
la vision à 40 centimètres à peu près. C'est là une
révolution dans les habitudes des oculistes et aussi
dans les préjugés du public, a dit Giraud-Teulon ;
on s'imagine en effet que du moment où la vue

est bonne à courte distance comme dans les myopies faibles, il y a danger à porter des verres
correcteurs. C'est l'inverse qu'il faudrait dire,
car il y a danger à ne pas agir comme nous le

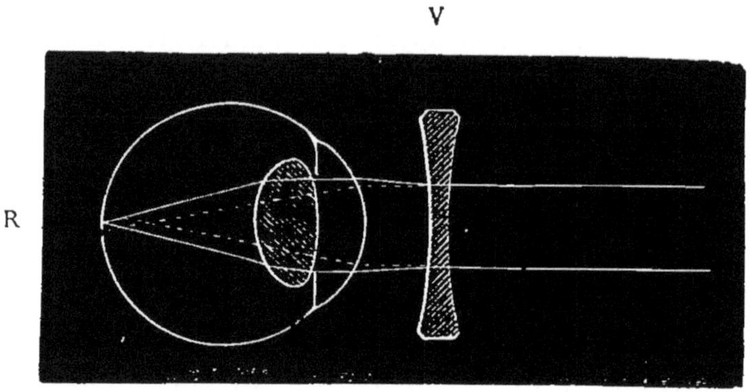

Fig. 6. — Correction de la myopie par un verre concave[*].

conseillons, et le port constant des lunettes est
indispensable dans certains degrés, surtout si l'on
veut arrêter les progrès de la myopie et prévenir
toutes les conséquences de la myopie progressive.
A l'exception des cas de myopie faible qui ne
dépassent pas trois dioptries, on doit porter habituellement des verres concaves pour le travail, la
lecture, l'écriture, le dessin et aussi pour la vision
à distance. En règle générale, nous prescrivons le
port de verres correcteurs dans tous les cas où la

* V, verre concave ;
R, rétine où le foyer se trouve reporté par le verre concave.

lecture n'est pas possible à 25 centimètres; car il est préférable pour le sujet de lire à 25 centimètres avec des lunettes et sans effort, que sans lunettes à 15 ou 20 centimètres seulement, avec l'aide de l'accommodation et de la convergence. Nous ne laissons les myopes sans lunettes pour le travail de près, que lorsque la lecture est possible à la distance de 25 centimètres sans le secours des verres, ce qui correspond à peu près à une myopie de trois dioptries. Quant au numéro du verre, nous cherchons simplement à permettre la lecture à cette distance sans essayer de neutraliser complètement le degré de myopie. Il y a un écueil sérieux à éviter dans le choix des verres concaves, c'est de ne pas s'arrêter au numéro le plus fort qui produit la vision à distance. Il faut toujours choisir le numéro le plus faible possible et cette recommandation est de la dernière importance. En effet, si le numéro est trop fort, le myope en corrigera l'excès par des efforts d'accommodation et de convergence, ce qu'il faut précisément éviter. Entre deux verres qui rendent la vision également distincte, le myope préférera le verre le plus fort qui lui donne des images rapetissées et plus fines pour lesquelles il a une prédilection marquée, les distinguant plus nettement que les images agrandies. Mais c'est là que réside le danger, les petites images nécessitant en retour l'action de l'accommodation.

Dans la myopie forte, c'est-à-dire dépassant six dioptries, deux sortes de verres sont indispensables, les uns pour voir de loin et les autres pour voir de près. La différence entre ces deux espèces de verres devient de moins en moins considérable au fur et à mesure que le degré de myopie est plus élevé. La diminution de l'acuité visuelle, qui est en général proportionnée au degré de la myopie, ne permet pas toujours de rendre la vision au loin bien distincte.

Dans les cas de myopie extrême, d'insuffisance musculaire ou d'asthénopie, il y a avantage à faire décentrer les verres. De cette façon la vision se fait non plus par la partie centrale de la lentille, mais par sa partie interne dont l'épaisseur est plus considérable, ce qui fait l'office d'un prisme à base interne. Les prismes à base en dedans agissent en reportant l'image du côté de leur sommet et en permettant sa perception sans qu'il soit fait des efforts de convergence. Ils constituent donc le traitement de l'insuffisance musculaire et de l'asthénopie. Les auteurs qui admettent que l'insuffisance originelle des droits internes est une cause de myopie, ont conseillé le port des prismes à base interne comme moyen préventif de la myopie. Lorsque l'insuffisance et l'asthénopie persistent malgré l'emploi des verres prismatiques, on peut recourir à la ténotomie et au reculement du droit externe (de Græfe), dans le but de rétablir l'équilibre musculaire rompu ; mais ce moyen échoue bien souvent, c'est pourquoi nous ne le recommandons que dans des cas tout à fait exceptionnels. Lorsque la myopie est progressive et compliquée de lésions de la choroïde, il convient de suspendre tout travail pendant un temps plus ou moins long. Le repos de l'œil doit être absolu et de plus, il y a lieu de suivre un traitement médical approprié aux lésions existantes et aux différents symptômes d'inflammation.

La sclérotomie employée par Dransart dans le but de s'opposer à la progression de la myopie, en diminuant l'excès de tension intra-oculaire auquel cet auteur attribue l'étiologie de la myopie, ne nous paraît pas avoir une grande utilité.

Certains auteurs préconisent encore les instillations d'atropine qui mettent l'œil au repos en paralysant l'accommodation, ou de préférence d'homatropine ou de duboisine, dont l'action est moins persistante que celle de l'atropine. Plusieurs médecins font sur les jeunes gens myopes des cures d'homatropine ou de duboisine dans le but d'empêcher le développement de leur amétropie, et profitent pour cela des jours de repos et de vacances. Cette mesure nous paraît très bonne, surtout en ce qu'elle corrige le spasme de l'accommodation qui est si fréquent dans le jeune âge et auquel il faut bien se garder d'opposer l'action des verres concaves qui ne font que l'exagérer. En choisissant des lunettes aux jeunes gens qui accusent un degré très élevé de myopie, on aura quelquefois besoin de neutraliser l'accommodation par un mydriatique, afin de ne rester réellement en présence que de la myopie axile. Mais il conviendra alors de prolonger pendant un certain temps l'image du mydriatique.

Comme conclusion, la myopie est souvent due à une prédisposition héréditaire, et se développe grâce aux efforts de convergence nécessités par le travail à courte distance. La prophylaxie consiste à faire en sorte que le travail dans les écoles ait lieu dans des conditions hygiéniques favorables, à toujours porter des verres à partir d'un certain degré de myopie, afin que la vision ne s'exerce jamais à moins de 25 centimètres, enfin à éloigner les sujets fortement myopes des professions qui demandent une vision à courte distance.

§ II. — *Hygiène de la vue dans l'hypermétropie.*

Dans l'hypermétropie, à l'inverse de la myopie, les rayons lumineux parallèles viennent faire foyer en arrière de la rétine (fig. 7); et cette anomalie de réfraction provient de ce que l'axe antéro-postérieur de l'œil est plus court qu'à l'état normal (fig. 8).

Étiologie de l'hypermétropie. — Ce raccour-
cissement de l'axe de l'œil est occasionné par un
arrêt de développement congénital. Autrefois et
pendant longtemps on a confondu l'hypermétropie avec la presbytie. En effet dans la presbytie, lorsqu'il s'agit de regarder un objet placé
en deçà du *punctum proximum,* le foyer des
rayons lumineux se fait en arrière de la rétine
comme dans l'hypermétropie ; seulement cela

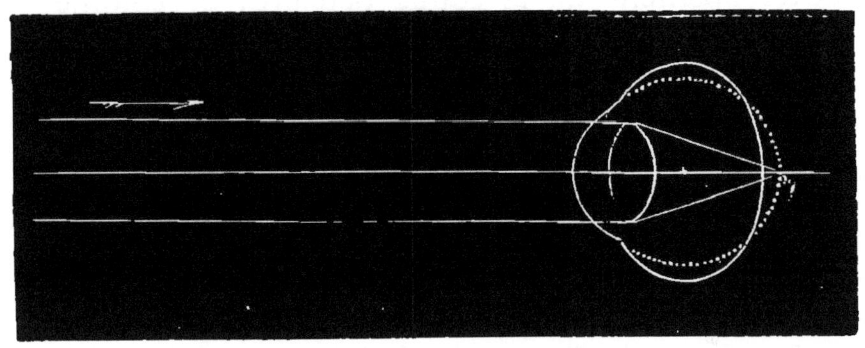

Fig. 7. — Œil hypermétrope*.

tient à un défaut de réfraction dynamique par
suite de l'affaiblissement de la puissance d'accommodation. L'hypermétropie au contraire, constitue un vice de réfraction congénital, dont le
défaut de développement du globe oculaire et
la brièveté de son axe sont les seuls facteurs
étiologiques.

* R, rayons venant de l'infini qui dans l'œil hypermétrope
viennent au delà de la rétine faire foyer en φ.

A côté de cette hypermétropie axile congénitale, il existe, comme pour la myopie, une hypermétropie acquise qui tient : à l'absence du cristallin par suite d'extraction ou de résorption congénitale ; à la tension intrà-oculaire modifiant la forme sphérique de l'œil, ou encore à des tumeurs de l'orbite refoulant en avant l'hémisphère postérieur...

L'hypermétropie axile tient donc à un arrêt de développement de la coque oculaire ; et comme l'œil n'atteint son complet développement qu'à l'âge de 16 ans environ, il se trouve que dans le jeune âge, l'hypermétropie est pour ainsi dire l'état physiologique. On voit presque toujours l'image droite du fond de l'œil des jeunes enfants par l'examen au miroir, ce qui est on le sait, un des signes caractéristiques de l'hypermétropie.

La force de l'accommodation, qui à l'âge de 15 à 20 ans peut être assimilée à une lentille de 6 dioptries, suffit souvent pour ramener sans fatigue l'image des objets sur la rétine, de sorte que la vision s'exerce sans aucun trouble : c'est le cas de l'hypermétropie latente (fig. 9). Lorsque la puissance contractile du cristallin est insuffisante pour une cause ou l'autre, une partie de l'hypermétropie devient manifeste, dans une proportion qui augmente avec l'âge, avec la diminution de l'énergie du muscle ciliaire et de l'élasticité du cristallin.

Dans l'hypermétropie absolue, l'accommodation reste impuissante dans tous les cas et à toutes les

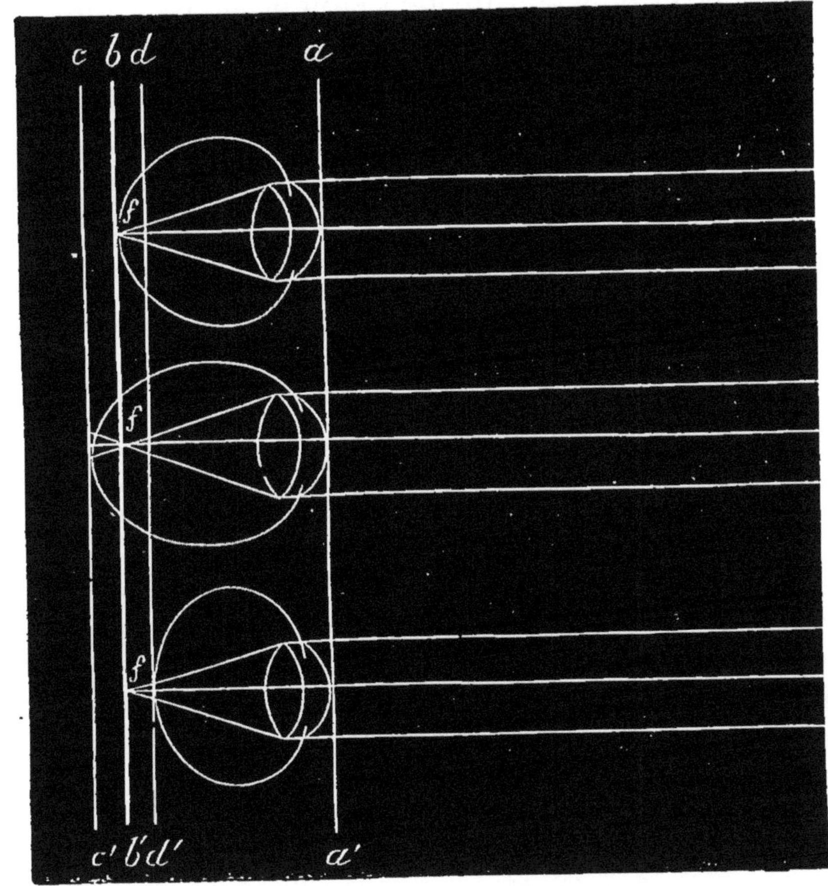

Fig. 8. — Figure comparative entre l'œil emmétrope, myope et hypermétrope *.

distances, et l'œil hypermétrope est alors toujours

* *aa'*, ligne des cornées ;

bb', ligne des foyers principaux des rayons parallèles venant de l'infini et se réunissant sur la rétine de l'œil emmétrope A ;

cc', rétine de l'œil myope B ;

dd' rétine de l'œil hypermétrope C.

obligé de faire des efforts pour arriver à corriger son déficit de réfraction. Plus les objets sont rapprochés et plus leur image s'éloigne de la rétine, et par conséquent plus l'accommodation doit s'exercer énergiquement. Il s'ensuit que lorsqu'un travail à courte distance se prolonge un certain temps, le muscle ciliaire se fatigue, la vue devient confuse, les lettres se brouillent, et le travail doit être interrompu. Ce sont les phénomènes de l'*asthénopie accommodative,* auxquels tous les hypermétropes sont infailliblement exposés s'ils ne prennent certaines précautions. Ces symptômes apparaissent à une époque qui varie suivant le degré d'hypermétropie, suivant l'âge de l'individu et le genre de travail auquel il est soumis.

Donders a établi par des statistiques, que l'asthé-

* A, Œil accommodé pour la vision des objets rapprochés; B, œil regardant des objets éloignés. — 1, 2, 3, 4, 5, cornée; 6, canal de Fontana; 7, sclirotique; 8, choroïde : 9, rétine; 10, procès ciliaires; 11 et 12, muscle ciliaire qui, par les contractions de ses fibres circulaires augmente le diamètre antéro-postérieur du cristallin, et parcelles de ses fibres longitudinales, condense l'humeur vitrée, ce qui empêche la surface postérieure du cristallin de se porter en arrière, la surface antérieure seule se portant en avant pendant l'accommodation; 13, 14, iris; 15, ora serrata ou région équatoriale de l'œil; 16, partie antérieure de la rétine, se prolongeant sur les procès ciliaires; 17, 18, 19, 20, 21, membrane hyaloïde; 22, canal de Petit; 23, cristallin pendant l'accommodation; 24, cristallin au repos.

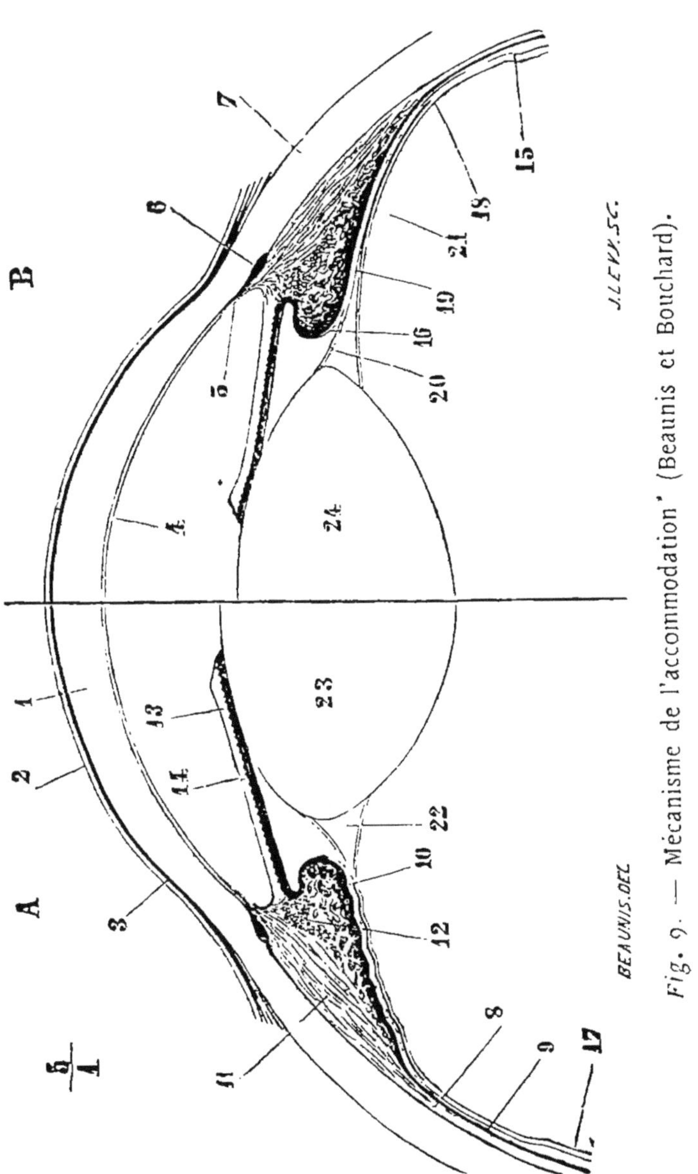

Fig. 9. — Mécanisme de l'accommodation (Beaunis et Bouchard).

nopie commençait à peu près à l'âge correspondant au dénominateur de la fraction qui représente le degré de l'hypermétropie : à 36 ans, par exemple, lorsqu'elle est de 1/36, à 24 ans dans le cas d'une hypermétropie de 1/24. En tous cas, cette complication ne se manifeste jamais avant 14 ou 15 ans, époque à laquelle l'élasticité du cristallin commence déjà à subir une certaine diminution.

Ces efforts d'accommodation amènent des effors correspondants de convergence. Plus il y a accommodation et plus il y a convergence; d'où il résulte une prédominance des muscles droits internes, et au bout d'un certain temps strabisme interne. Ce strabisme s'observe le plus souvent dans les degrés peu élevés et moyens d'hypermétropie. Dans les forts degrés, l'accommodation étant complètement insuffisante pour masquer le défaut de réfraction, l'hypermétrope renonce à la mettre en jeu et à faire des efforts inutiles.

HYGIÈNE DE L'HYPERMÉTROPIE. — Pour obvier à tous ces inconvénients et pour en prévenir l'apparition, il faut épargner autant que possible la force accommodative et, dans ce but, il faut faire usage de verres convexes (fig. 10).

Pour connaître le degré exact de l'hypermétropie, on peut paralyser l'accommodation par l'atropine; on obtient alors le chiffre de l'hypermétropie réelle et totale. Mais le moyen le plus pratique est de définir le degré d'hypermétropie à l'aide de

l'ophthalmoscope à l'image droite ; ou bien encore
de définir l'acuité visuelle à distance, à l'aide du
verre convexe le plus fort.

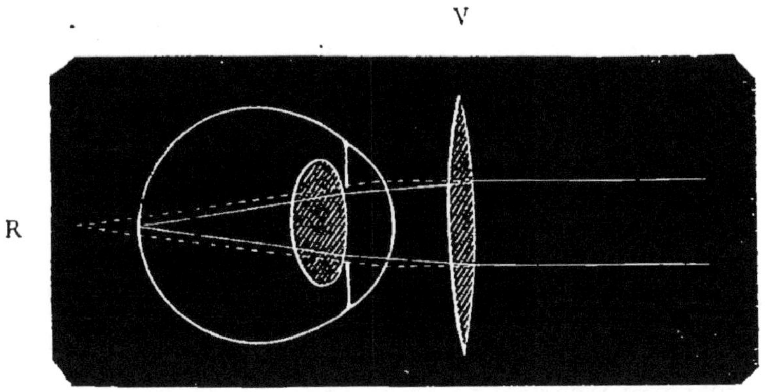

Fig. 10. — Correction de l'hypermétropie par un verre convexe *.

Il ne faut jamais corriger l'hypermétropie totale,
parce que le malade use toujours instinctivement
et malgré lui de son accommodation, ce qui pro-
duirait un excès de correction et un trouble dans
la vue ; les lunettes seraient abandonnées et le
malade resterait exposé aux inconvénients de l'asthénopie. On ne doit corriger que l'hypermétropie manifeste, augmentée d'une faible partie
de l'hypermétropie latente, ce qui permet à l'accommodation de se relâcher peu à peu sans s'affaiblir.
Il ne faut pas s'arrêter au verre le plus faible qui
améliore la vue, parce qu'alors l'accommodation

* V, verre convexe ; R, rétine où le foyer est reporté par
par le verre convexe.

est encore forcée d'entrer en jeu pour combler l'insuffisance du verre, ce qui laisse persister les phénomènes asthénopiques. Il faut procéder par tâtonnements dans le choix des verres et s'arrêter lorsque le sujet aura pu lire pendant un quart d'heure au moins, facilement et sans fatigue, à la distance ordinaire.

Dans des degrés faibles ou moyens d'hypermétropie accompagnés d'asthénopie, on ne devra porter des verres que pour le travail. Dans le cas d'hypermétropie absolue, où l'accommodation reste impuissante de loin comme de près, il faut se servir pour voir au loin des verres convexes qui rendent la vision nette, et pour les distances rapprochées, des verres qui corrigent l'hypermétropie totale.

Le strabisme convergent, qui se manifeste si fréquemment chez les jeunes enfants, sous la forme périodique et alternante, doit être traité par les verres correcteurs de l'hypermétropie manifeste. Ces verres seront périscopiques (lentilles *concavo-convexes* ou *ménisques* donnant la même correction dans toutes les directions du regard, obliques et de côté), non teintés et écartés de façon à ce que l'enfant regarde par leur partie centrale. Ils devront être portés constamment sans aucune interruption, pendant deux à trois ans et dès l'époque de l'apparition du strabisme.

Les exercices stéréoscopiques qui sollicitent la

vision binoculaire, et par conséquent le redressement de l'œil strabique, ont été recommandés par Javal; mais ils exigent beaucoup de temps et de patience, c'est pourquoi ils sont difficilement applicables et peu pratiques.

Les cures de strabisme par les mydriatiques (homatropine et duboisine) sont employées avec un très grand avantage; elles durent plusieurs mois et amènent la guérison en supprimant tout effort d'accommodation et de convergence. Pendant ces cures, on emploie également les verres; seulement dans ce cas, l'accommodation étant paralysée, il convient de choisir des verres qui corrigent l'hypermétropie totale.

En somme, ce qui différencie considérablement au point de vue hygiénique l'hypermétropie de la myopie, c'est que l'hygiène est impuissante à prévenir l'hypermétropie, vice de réfraction établi de toutes pièces par le fait du défaut de développement de l'œil; tandis que la myopie peut être évitée par la prophylaxie et des règles d'hygiène appropriées.

Dans l'hypermétropie, l'hygiène n'a d'utilité que pour empêcher ce vice de réfraction d'amener des complications fâcheuses, tandis que dans la myopie elle a un double but, prophylactique tout d'abord, et ensuite thérapeutique, pour s'opposer à la marche progressive de l'amétropie et à ses complications.

§ III. — *Conseils hygiéniques dans l'astigmatisme.*

Les différents méridiens de la cornée n'appartiennent pas tous à la même sphère, il s'ensuit qu'ils n'ont pas le même rayon et par conséquent pas le même foyer sur la rétine.

Dans un œil normal, cette différence est négligeable et l'image rétinienne conserve une netteté suffisante pour que la vision soit distincte.

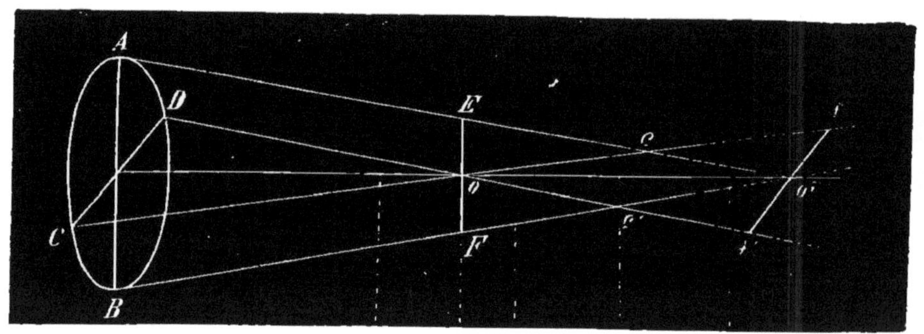

Fig. 11. — Astigmatisme.

Au delà d'un certain degré, lorsque l'écart entre le rayon de courbure de deux méridiens est trop considérable, un de ces méridiens fait foyer soit en avant, soit en arrière de la rétine, et l'image devient trouble et confuse. C'est là ce qu'on entend par astigmatisme :

A B, C D, rayons de courbure inégaux dans la cornée d'un œil astigmate.

A B, grand diamètre vertical. — La lumière arrivant le long du méridien dont A B est le diamètre, aura son image en o'.

C D, petit diamètre horizontal. — Les rayons lumineux passant par ce méridien horizontal auront un foyer plus court E F en o'.

Supposons la rétine en o foyer des rayons horizontaux passant par le méridien horizontal emmétrope, les rayons verticaux se réuniront en o', en arrière de la rétine (méridien hypermétrope); nous aurons dans ce cas un *astigmatisme simple hypermétropique.*

Supposons la rétine en o' foyer des rayons verticaux passant par le méridien vertical alors emmétrope, les rayons horizontaux (méridien myope) se réuniront en o, en avant de la rétine ; nous aurons alors un *astigmatisme simple myopique.*

Supposons la rétine en $e\,e'$, le méridien hypermétrope A B aura son foyer en arrière de la rétine en o', et le méridien myope C D aura le sien en avant de la rétine, en o. On aura alors un *astigmatisme mixte.*

Enfin, il peut y avoir : 1° *hypermétropie avec astigmatisme* ; c'est-à-dire que les deux méridiens A B et C D par exemple sont tous deux hypermétropes, mais à un degré différent. Dans ce cas, la rétine sera placée entre le premier foyer E F et l'ellipsoïde A B C D représentant la coupe d'une cornée astigmate, et les foyers des méridiens seront en arrière de la rétine, à des distances

différentes : *o* et *o'* selon leur degré d'hypermétropie ; et 2° *myopie avec astigmatisme,* c'est-à-dire
que les deux méridiens AB et CD sont tous deux
myopes, mais à des degrés différents. Alors, la
rétine sera située plus loin que le second foyer
ff', et les foyers des méridiens seront en avant
de la rétine, à des distances différentes *o* et *o'*,
selon leur degré de myopie.

Tous ces genres d'astigmatisme, dans lesquels
les méridiens inégaux sont perpendiculaires entre
eux et séparés par des méridiens à réfraction progressive et régulière, sont dits *réguliers.*

Dans l'astigmatisme *irrégulier,* chaque méridien
présente des rayons de courbure différents, et
même chaque méridien peut avoir pour lui seul
plusieurs rayons de courbure. Dans ces conditions, il existe un nombre indéterminé de foyers
qui produisent une confusion, à laquelle du reste
on ne peut remédier qu'approximativement à l'aide
de verres sphériques.

L'astigmatisme peut encore être occasionné par
un défaut de symétrie entre les surfaces antérieure et postérieure du cristallin. Ces défauts
de conformation de la cornée et du cristallin
constituent l'astigmatisme congénital qui est le
plus fréquent, par opposition avec l'astigmatisme
acquis provenant des lésions qui peuvent modifier
la surface de la cornée ou du cristallin (*ulcérations, abcès, opérations, subluxation du cristallin,*

kératocone, etc...); ce genre d'astigmatisme est le plus souvent irrégulier. Il est rare que l'astigmatisme soit exclusivement cristallinien ; le plus fréquemment il provient de la cornée et quelquefois celui du cristallin vient s'y ajouter.

Hygiène de l'astigmatisme. — L'astigmatisme régulier se corrige parfaitement bien au moyen des verres cylindriques qui jouissent de la propriété de ne faire subir de réfraction qu'aux rayons lumineux qui sont perpendiculaires à l'axe du cylindre. Ces rayons sont réfractés comme dans des verres sphériques, selon que la surface du cylindrique est convexe ou concave; tandis que les rayons parallèles à l'axe du cylindre ne subissent aucune réfraction. On comprend par là même que, pour corriger un méridien myope par exemple, il suffit de diriger l'axe du verre cylindrique concave dans le sens du méridien emmétrope qui est perpendiculaire au méridien myope; dans ce cas, les rayons lumineux destinés au méridien myope iront faire image sur la rétine, en étant réfractés comme par un verre concave, sphérique.

Pour l'astigmatisme composé, on se sert de verres sphéro-cylindriques, le verre sphérique corrigeant l'amétropie d'un méridien et le verre cylindrique l'astigmatisme de l'autre.

Il est indispensable, pour que la vue soit nette, que les verres cylindriques conservent une position fixe et invariable devant les yeux, de façon à ce que la direction et le sens des axes ne soit jamais modifié. Il est quelquefois difficile d'obtenir ce résultat à l'aide des pince-nez ou du lorgnon, en raison de leur trop grande mobilité.

Le docteur Motais d'Angers a imaginé une monture de lunettes assez ingénieuse, qui permet d'obtenir une assez grande fixité et qui rend de grands services (fig. 13).

Lorsqu'on porte des lunettes avec verres cylindriques et qu'on a besoin de regarder latéralement, on est obligé, pour voir dans ces conditions, de tourner la tête et non simplement les yeux, de façon à ne pas changer les rapports existants entre les méridiens de l'œil et les axes des verres, condition sans laquelle la vue perd de sa netteté.

Lorsque la presbytie arrive chez un astigmate, ou lorsque l'astigmatisme myopique exige des verres différents pour voir de près et de loin, on ne doit jamais modifier le degré du verre cylindrique ; on ne changera que le verre sphérique, suivant les règles habituelles. Quant aux verres cylindriques de l'astigmate hypermétrope, ils seront changés selon les variations subies par l'accommodation avec la fatigue et l'âge.

§ IV. — *Conseils hygiéniques dans la presbytie*

La presbytie n'est pas une maladie, mais un état physiologique lié à la densification du cristallin et à l'affaiblissement de la contractilité du muscle ciliaire, amenés par les progrès de l'âge.

Dès l'âge de trente ans, dit Donders, le cristallin commence à devenir plus dense, et le punctum proximum de la vision va en reculant de plus en plus ; mais il n'y a réellement presbytie que lorsque la diminution des contractions ciliaires et de la résistance cristallinienne arrive à empêcher la lecture ou l'écriture à 25 ou 30 centimètres.

Donders a établi par des courbes la marche que suit avec l'âge le recul du punctum proximum (fig. 12).

A 10 ans le proximum est à	2 1/2	pouces
A 14 —	3	—
A 15 —	3 1/7	—
A 17 —	3 1/4	—
A 20 —	3 1/2	—
A 22 —	4	—
A 30 —	5	—
A 32 —	6	—
A 35 —	7	—
A 37 —	8	—
A 40 —	9	—
A 45 —	12	—
A 50 —	18	—
A 55 —	21	—
A 60 —	36	—

Cette diminution de l'amplitude accommodative, ce recul du punctum proximum, et cette diminution de la faculté de voir de près, constituent la presbytie.

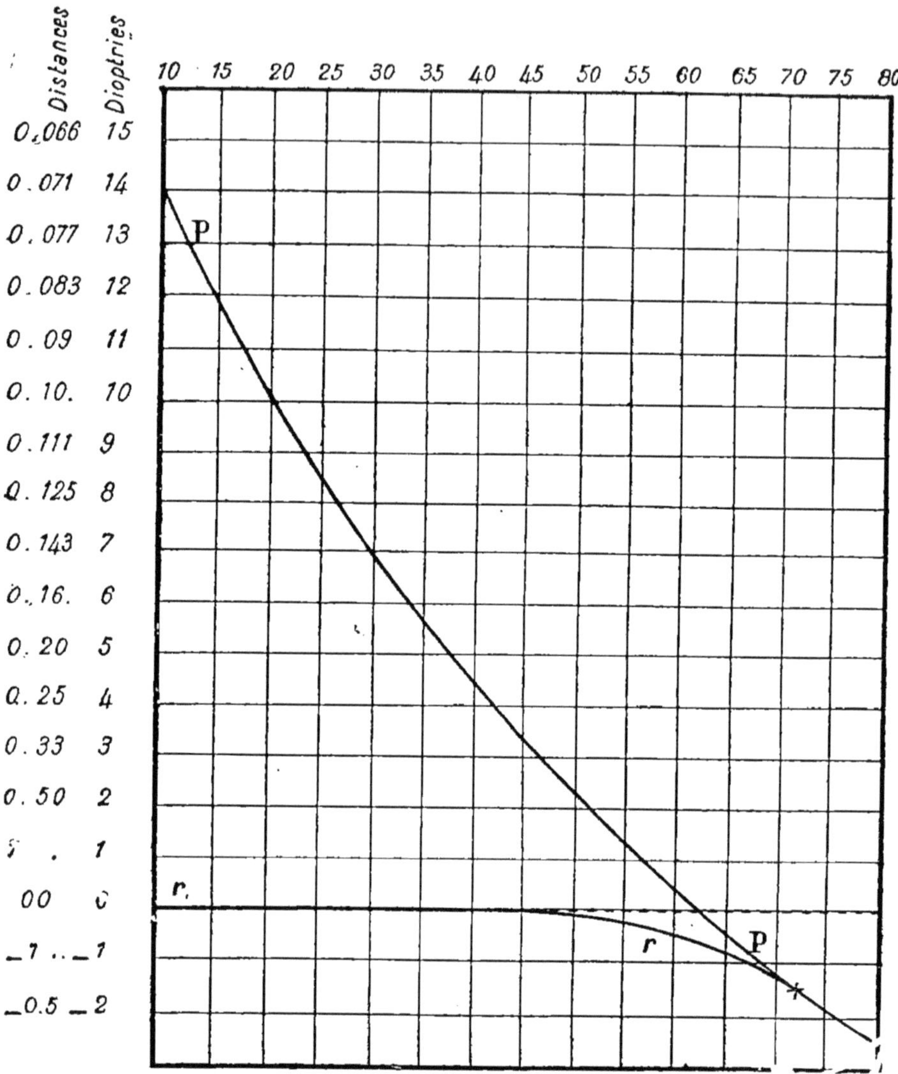

Fig. 12ᵉ. Marche que suit avec l'âge le recul du punctum proximum
(Giraud-Teulon.)

* PP, variations du punctum proximum de la vision suivant
les âges;

rr, position du punctum remotum (la distance verticale
entre les deux courbes indique l'amplitude de l'accommodation selon les âges.

Les amétropes : myopes ou hypermétropes, malgré les limites imposées à leur vision par le vice de conformation de leur œil, possèdent une amplitude d'accommodation intacte et analogue à celle de l'emmétrope, parce que chez eux le cristallin et le muscle ciliaire jouissent de toutes leurs facultés.

Chez l'hypermétrope la presbytie se manifeste bien plus tôt que chez l'emmétrope, son point proximum étant déjà assez éloigné et son accommodation faisant plus vite défaut en raison du surmenage qu'elle a dû subir.

Le myope d'un faible degré, au contraire, ne s'aperçoit de la presbytie que bien plus tard, son excès de réfraction pouvant compenser l'insuffisance de l'accommodation. Sa vue s'éloigne et il s'imagine même que sa myopie disparaît, alors qu'en réalité il ne fait que perdre la partie la plus rapprochée de sa vision. Quant au myope d'un fort degré, il ne s'aperçoit jamais de sa presbytie, attendu que la myopie, qui augmente avec l'âge, rapproche d'autant le punctum remotum du proximum.

Un emmétrope s'aperçoit en général vers 45 à 48 ans, d'une certaine difficulté à lire ou à écrire à la distance ordinaire, surtout le soir, et il est amené insensiblement à éloigner l'objet qu'il veut fixer. A un éclairage éclatant, avec une lumière placée entre les yeux et le livre, il se

produit un rétrécissement de l'ouverture pupillaire qui diminue d'autant les cercles de diffusion
provenant d'une accommodation insuffisante, et
la vue se trouve dès lors améliorée.

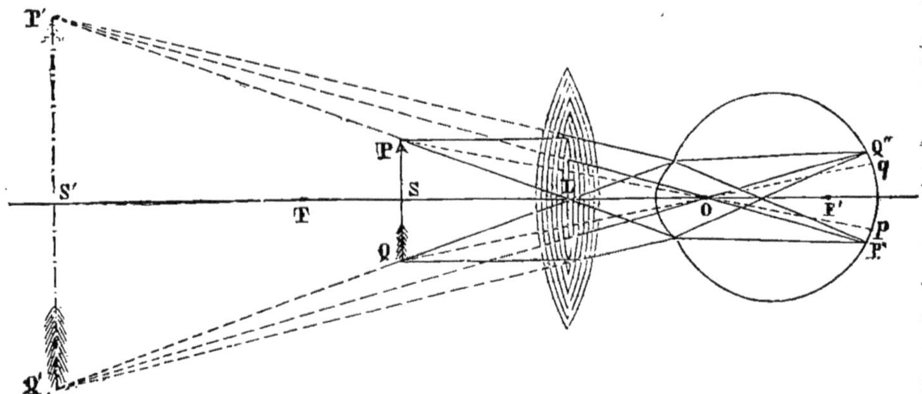

Fig. 13. — Correction de la presbytie par les verres convexes *.

HYGIÈNE DE LA PRESBYTIE. — Les verres convexes viennent en aide à l'accommodation et
constituent le traitement et l'hygiène de la presbytie (fig. 13).

Dans le public, on a encore le préjugé de ne
se munir de verres que le plus tard possible, afin
de ne pas s'y habituer. Ce préjugé est blâmable,
comme un grand nombre d'autres préjugés en
matière de médecine. La presbytie continue sa
marche progressive quand même et les efforts
exagérés d'accommodation amènent à la longue

* La figure 13 montre la manière dont la lentille convexe
L reporte l'objet de P'Q' en PQ.

de la fatigue, des douleurs périorbitaires et des accès de migraine chez les arthritiques. Enfin, en persistant dans cette abstention, les presbytes s'exposent à l'asthénopie musculaire, par suite de la vision binoculaire rapprochée et forcée.

Il faut donc porter des verres convexes aussitôt que les symptômes de la presbytie deviennent manifestes et que la vue devient confuse à la distance de 25 à 30 centimètres. En moyenne, c'est à 48 ou 50 ans que ces premiers symptômes se déclarent. Du reste, c'est la fatigue de la vue qui se charge d'avertir que le moment est venu de porter des verres. On commence par ne porter les verres que le soir, puis peu à peu on arrive à les conserver pour les travaux du jour.

Il existe un rapport constant entre l'âge et les progrès de la presbytie. Aussi Donders a-t-il pu établir le tableau suivant qui indique les numéros des verres correspondant aux différents âges.

Age	Dioptries	Anciens numéros
48. . . .	0.50 à 0.75. . .	72 à 54
50. . . .	1 . . .	36
55. . . .	1.25 . . .	
58. . . .	1.50 . . .	
60. . . .	2 . . .	18
62. . . .	2.50 . . .	
65. . . .	3 . . .	12
70. . . .	3.50 . . .	
75. . . .	4 . . .	9
78. . . .	4.50 . . .	
80. . . .	5 . . .	7

On choisira le numéro qui permet de lire les caractères ordinaires à la distance de 25 à 30 centimètres. On changera ce numéro à peu près tous les cinq ans ; et lorsqu'on éprouvera un besoin de changement prématuré et ne correspondant pas au tableau de Donders, il faudra consulter un médecin ; parce qu'une marche plus rapide que celle qui est prévue physiologiquement indique en général des troubles du côté du cristallin ou du nerf optique, ou bien des tendances glaucomateuses.

Chez l'hypermétrope, on corrige la presbytie, en ajoutant le numéro nécessaire à celui qu'il porte déjà pour son vice de réfraction ; chez le myope, on fait la différence entre le degré de la presbytie correspondant à l'âge et le degré de la myopie. Ainsi un myope de deux dioptries a besoin à 65 ans, non pas d'un verre de trois dioptries, comme d'après le tableau de Donders, mais d'une dioptrie seulement.

Il faut aussi tenir compte dans le choix des verres de presbyte, de la profession exercée par les sujets ; et selon que leurs occupations exigent un travail à une distance très rapprochée, ou sur des objets très fins, choisir des verres d'un numéro plus élevé que pour les personnes dont la vue ne doit s'exercer que sur des objets éloignés.

En effet, dans certains états et pour certains travaux, tels que : horlogerie, gravure, bijouterie, etc., on a besoin de prendre des verres souvent très forts; car ce n'est point à 25 ou 30 centimètres que la vue doit s'exercer dans ces cas, mais bien à 15 et même à 10 centimètres.

Beaucoup de presbytes sont en même temps amblyopes et font usage de verres plus forts que ceux qui correspondent à leur presbytie, dans le but de se procurer des images plus grandes et une vue meilleure. Il y a là un danger : c'est qu'en exagérant le numéro du verre convexe, ils se rendent myopes et s'exposent aux dangers de la vision binoculaire à courte distance. Il faut donc procéder avec beaucoup de délicatesse dans le choix des verres pour amblyopes, et ceux-ci agiront sagement en ne s'en rapportant qu'à la consultation d'un médecin compétent. Les marchands et les empiriques qui choisissent des verres devraient être poursuivis par la loi, comme pratiquant un commerce pouvant devenir dangereux et qui le devient malheureusement plus d'une fois. Ils ne devraient avoir le droit de délivrer des verres que d'après une ordonnance médicale.

On ne doit permettre l'usage de verres assez forts que lorsque l'amblyopie est congénitale ou provient de taies de la cornée et de cataracte au début. Mais toutes les fois que cette amblyopie est due à un état inflammatoire, ou bien encore qu'un degré élevé d'hypermétropie existe avec la presbytie, il faut éviter les verres trop grossissants et faire usage de la vision monoculaire à la loupe, dont les malades se servent très volontiers; ou bien se servir de verres prismatiques à base interne, ou bien encore décentrer les verres convexes de façon qu'ils remplissent l'office de prismes à base interne, dans le but de diminuer les efforts de convergence.

Les presbytes ne se servent habituellement de leurs lunettes que pour voir de près; lorsqu'ils veulent regarder au loin, ils sont obligés de les enlever; et de là une perte de temps et un certain dérangement. Aussi ont-ils l'habitude de

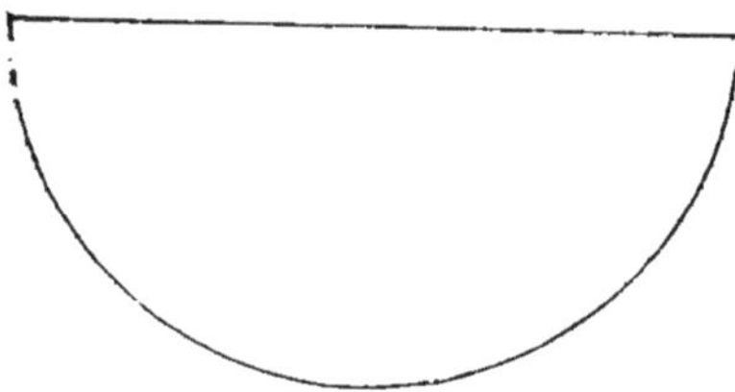

Fig. 14. — Verre tronqué, permettant la vision avec correction en bas, et sans correction en haut et à distance éloignée.

porter leurs lunettes très bas, afin de pouvoir regarder au loin par-dessus. Secrétan a imaginé une forme de monture de lunettes en demi-lune, qui ne contient que la partie inférieure d'une lentille, et qui permet de regarder de près et au loin à volonté (fig. 14).

Les lunettes à la Franklin, ou à double foyer (fig. 15), servent aux personnes qui sont hyper-

métropes ou myopes en même temps que presbytes, et qui par le fait de leur amétropie ont
besoin de verres différents pour regarder alterna-

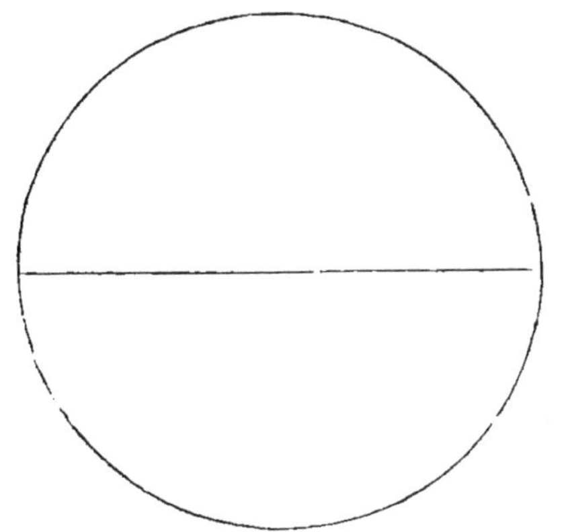

Fig. 15. — Lunette à la Franklin à double foyer.

tivement au loin et de près. Le foyer supérieur
sert pour la vision au loin et l'inférieur pour la
vision rapprochée.

§ V. — *Conseils aux personnes qui doivent porter des verres.*

Un conseil excellent qui s'adresse en général
à toutes les personnes atteintes d'un vice de réfraction ou de presbytie, c'est de ne jamais s'en rapporter à soi-même ou au premier opticien venu,
pour faire choix de verres correcteurs. C'est malheureusement ainsi que les choses se passent la
plupart du temps, et même chez des personnes
intelligentes et éclairées. On ne sait pas assez
dans le public, que le choix de verres ne consiste

pas seulement en une simple opération d'optique, dans laquelle il suffit d'appliquer des verres sur les yeux, les uns après les autres, et en tâtonnant jusqu'à ce que la vue paraisse améliorée.

Le choix des verres constitue un examen minutieux des particularités et des lésions profondes que présente chaque œil séparément, une mesure objective exacte, par les procédés scientifiques du degré de l'amétropie, et une appréciation raisonnée de la quantité d'amétropie qu'il convient de corriger, selon les cas et pour les différentes distances. C'est en réunissant toutes ces conditions que l'on pourra être sûr d'avoir des verres appropriés à la vue et ne pouvant pas devenir nuisibles. Un examen de ce genre fait pour ainsi dire partie du domaine de la clinique; un médecin compétent peut seul y procéder, et si certains opticiens très rares offrent des garanties à ce point de vue, c'est qu'ils ont étudié l'ophtalmologie; et du reste ce sont toujours ces derniers qui dans certains cas, en raison précisément de leur instruction, renvoyent leurs clients à un médecin, afin de dégager leur responsabilité.

Le public, en général, va directement chez l'opticien, supposant que le cas n'est pas suffisant pour un médecin, ou agissant encore dans un but d'économie mal comprise, sans se douter qu'il s'agit d'une maladie et que toute erreur ou toute négligence peut amener des désordres plus ou moins sérieux.

Nous rencontrons journellement des malades qui sont dans ce cas; ils viennent se plaindre de troubles visuels, de mouches volantes, ou bien ils présentent des lésions de la choroïde, de la macula, etc... qui ne sont imputables qu'à un choix de verres défectueux.

Il y a donc un intérêt majeur pour toutes les personnes atteintes de myopie, d'hypermétropie et même de presbytie, et à plus forte raison d'astigmatisme, pour toutes celles en un mot qui s'aperçoivent que leur vue n'est pas bonne, à soumettre leurs yeux à un examen médical, qui seul leur garantira une correction régulière et exempte d'inconvénients. La profession d'opticien devrait être soumise à un certain contrôle, au même titre que celle de pharmacien; car les lunettes constituent un moyen thérapeutique et peuvent être assimilées à un remède destiné à l'œil et qui se prescrit et se formule par une ordonnance régulière. Il est bon que l'attention soit attirée sur ce point, à défaut de réglementation administrative.

§ VI. — *Des Lunettes.*

Les lunettes sont confectionnées avec des verres destinés à modifier la marche des rayons lumineux et à corriger de la sorte les défauts de réfraction ou d'accommodation. Ainsi, les verres sphériques convexes, qui ont la propriété de faire converger les rayons proportionnellement à leur rayon de courbure (fig. 16), seront utilisés chaque fois que l'accommodation sera en défaut, comme dans l'hypermétropie (fig. 10) manifeste où la seule réfringence du cristallin ne suffit pas à réunir les rayons sur la rétine, comme dans la presbytie

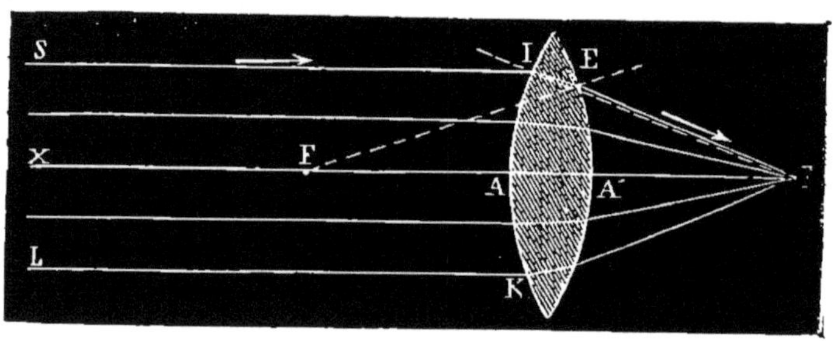

Fig. 16. — Foyer principal d'une lentille biconvexe*.

et comme après l'opération de la cataracte, pour suppléer au défaut d'élasticité ou à l'absence du cristallin.

Les verres sphéro-concaves sont divergents et corrigent la myopie (fig. 6), en permettant de reculer le foyer des rayons jusqu'à la rétine.

Les verres cylindriques ne modifient la marche des rayons que lorsque ces derniers sont perpendi-

* F, foyer du point lumineux F'.

S I, L K, rayons parallèles venant de l'infini et venant se rassembler au point F', leur *foyer principal*. La distance entre le foyer principal et la lentille A A', est appelée *distance focale*.

culaires à l'axe cylindrique et suivant que la surface
du cylindre est convexe ou concave. Les rayons inci-
dents parallèles au plan de l'axe ne subissent aucune
déviation, puisqu'ils traversent simplement un milieu à faces parallèles. Ces verres servent aux astigmates chez lesquels il ne faut corriger que certains
méridiens. Quant aux verres prismatiques, ils
dévient les rayons vers leur base (fig. 17) et cette
déviation augmente ou diminue avec la grandeur

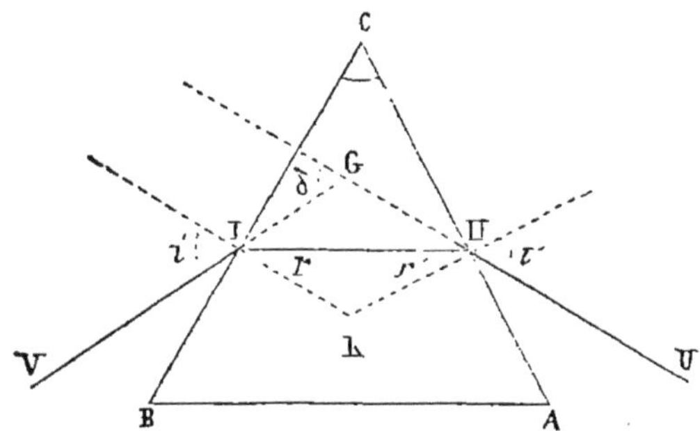

Fig. 17. — Réfraction dans un prisme*.

de l'angle du sommet du prisme. Elle provient
de la double réfraction subie par les rayons, qui

* Le rayon V I pénétrant d'un milieu moins dense dans un
milieu plus dense se rapproche de la normale I K suivant la
direction I H. Là, il passe d'un milieu plus dense dans un
milieu moins dense et s'éloigne de la normale H K suivant
la direction H U. Le rayon incident subit par conséquent une
double réfraction qui le fait dévier vers la base A B du
prisme, et cette déviation varie suivant la grandeur de
l'angle C. Le point V sera vu par un observateur dans la direction U H G. Les prismes reportent donc les images du
côté de leur sommet.

passent successivement dans deux milieux de densité différente, le verre et l'air.

On se sert habituellement, lorsqu'il n'y a pas de cylindre, de verres bisphériques convexes ou concaves (fig. 18). Les lentilles plan-sphériques ne sont pas usitées en raison de leur aberration qui est considérable; quant aux lentilles concavo-convexes ou ménisques, leur taille est fort difficile et par suite leur numérotage n'est pas exact; de plus elles sont assez lourdes, surtout lorsque leur numéro est élevé. Leur seul avantage consiste à

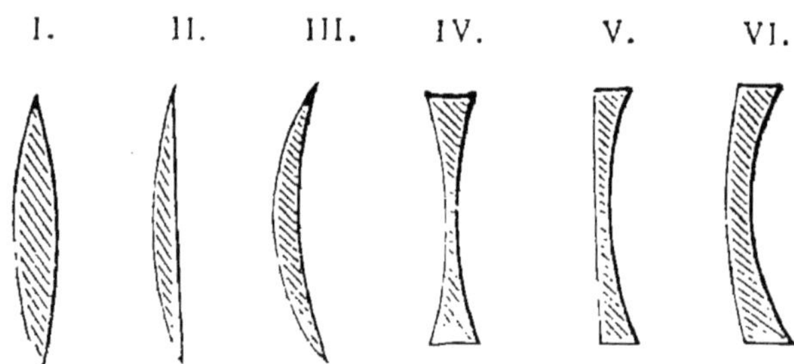

Fig. 18. — Formes diverses de lentilles.

ne pas altérer les images lorsqu'on regarde de côté et obliquement, aussi s'en sert-on sous le nom de *verres périscopiques*, lorsqu'il s'agit d'appliquer le traitement du strabisme au moyen de verres que l'enfant doit porter constamment pour

* I, lentille biconvexe. — II, lentille plan-convexe. — III, ménisque convergent. — IV, lentille biconcave. — V, lentille plan-concave. — VI, Ménisque divergent.

travailler aussi bien que pour jouer, et qu'il ne doit quitter que la nuit. De cette façon, aucun de ses regards ne peut dans aucun cas échapper à l'influence du verre correcteur.

Nous avons déjà parlé de l'action des verres prismatiques qu'on utilise comme un moyen de diagnostic dans les cas d'amblyopie simulée et pour le traitement des paralysies, des insuffisances musculaires et du strabisme, dans le but de ramener l'image de l'œil dévié près de la macula, sur un point identique à celui de l'œil non dévié, et permettre de la sorte la vision binoculaire. Donders et Giraud-Teulon remplacent assez avantageusement le verre prismatique par le décentrage du verre sphérique, qui place le centre de la lentille convexe en dedans de l'axe visuel, de façon à réaliser ainsi une sorte de prisme à base interne; dans le même but, le centre du verre concave décentré sera placé en dehors de l'axe visuel.

Verre des lunettes. — Pour que les verres jouissent de leurs différentes propriétés, il est indispensable qu'ils soient on ne peut plus exactement fabriqués. Il faut d'abord que la matière employée soit très dure, parfaitement transparente et exempte de fils ou stries, de graisse ou de bulles.

Pour cela, on se sert en général d'un verre dur appelé *crown-glass*, composé de boro-silicate de potasse et de chaux, dont la densité varie entre

2,50 et 2,59, et qui est très limpide et à peu près inaltérable. Les lunettes fabriquées avec ce produit sont excellentes, mais leurs inconvénients sont : de prendre l'humidité, ce qui oblige les personnes qui en portent constamment, à les essuyer chaque fois qu'elles passent d'un endroit chaud au dehors et *vice versâ;* de plus les numéros de forte courbure sont sujets à un certain degré d'aberration chromatique, qui produit des cercles irisés autour des objets regardés.

Le *cristal de roche* (quartz hyalin) s'emploie également pour les verres de lunettes ; ses avantages sont de ne pas se rayer aussi facilement que le crown, de ne pas prendre l'humidité (ce qui est très important pour certaines professions, comme la marine), et d'être doué d'un haut pouvoir de réfringence permettant d'obtenir les mêmes numéros de lentilles avec des courbures plus faibles que pour le verre, ce qui empêche l'aberration de sphéricité. Son inconvénient est de donner lieu à une double réfraction et par suite à de la diplopie, s'il n'est pas taillé tout à fait perpendiculairement à son axe, la moindre obliquité suffisant pour déformer les images.

Cet inconvénient n'a du reste une sérieuse importance que lorsqu'il s'agit de verres d'un numéro élevé ; les numéros faibles, en raison de leur peu d'épaisseur, ne produisant pas ce phénomène de bi-réfringence. La taille du quartz est donc une opération délicate, que l'on contrôle par la polarisation au moyen des pinces à tourmaline.

Le *flint-glass* est un verre composé de borosilicate de plomb, et d'une densité de 3,58 à 3,62; mais il est très tendre, ne résiste pas aux frottements et possède une force dispersive très grande, de sorte qu'il décompose la lumière en produisant sur les objets des phénomènes d'irisation. Pour toutes ces raisons, on ne doit pas s'en servir pour la fabrication des lunettes. Il en est de même du verre ordinaire de vitre au silicate de soude et de chaux, qui est impur et décompose la lumière. Et cependant il se fabrique des quantités considérables de lunettes avec ces produits impurs; elles sont vendues à bas prix par des marchands quelconques, et il y a des gens qui ne craignent pas de s'en servir, sans se douter des risques qu'ils encourent !

Mode de fabrication. — La fabrication des lunettes doit être mathématiquement exacte. On comprend les dangers auxquels doit exposer une fabrication grossière s'appliquant à la rapidité et à la grande quantité de production, comme celle qui se fait au moyen de moules et avec des produits impurs et à bas prix.

Numérotage. — Les rayons de courbure des lentilles bi-sphériques étant à peu près égaux à leur distance focale, ils doivent être calculés avec une extrême précision, car c'est de leur mesure que dépendra le pouvoir réfringent des verres. Dans les lentilles cylindriques ou plan-sphériques, le rayon de courbure n'est égal qu'à la moitié seulement de la distance focale, puisque l'une des surfaces de ces verres se trouve être plane et par suite n'exerce aucune action sur la marche des rayons lumineux. Ces verres n'ont donc qu'une seule surface active, tandis que les lentilles bi-sphériques en ont deux.

L'unité de réfringence est représentée par une lentille dont le rayon de courbure est égal à un mètre : on la désigne sous le nom de *dioptrie*. On comprend que la réfringence d'une lentille soit en raison inverse de sa distance focale, c'est-à-dire qu'une lentille de 2 dioptries sera représentée par une courbure sphérique deux fois plus forte, c'est-à-dire d'un rayon de 0,50 centimètres, et ainsi de suite : 3 dioptries, rayon de 1/3 ou 0,33 centimètres ; 4 dioptries, rayon de 1/4 ou 0,25 centimètres, etc.... C'est d'après ce système métrique (par séries ascendantes) que se numérotent actuellement les verres de lunettes : le numéro du verre indique sa valeur réfringente qui augmente avec ce numéro. Cette question a été réglée au Congrès d'ophtalmologie de 1867, grâce aux travaux de Monoyer, Giraud-Teulon, Javal et Nagel.

Dans l'ancien système qui est encore usité dans le public et chez beaucoup d'opticiens, le numéro du verre n'indique pas sa force de réfringence, mais la longueur en pouces de son rayon de courbure ; de sorte que le plus fort numéro se trouve être le n° 1 (lentille d'un rayon de courbure de 1 pouce), et ainsi de suite : le n° 2 est une lentille d'un rayon de courbure de 2 pouces, et le n° 36 par exemple d'un rayon de 36 pouces, 36 fois moins réfringent que le n° 1 (par séries descendantes).

C'est ce n° 36 qui correspond à la lentille de 1 dioptrie du système métrique, 36 pouces étant peu près égaux à 1 mètre d'après Giraud-Teulon et Perrin. Javal fait correspondre le n° 40 à la dioptrie, en tenant compte de l'indice de réfraction du verre ; pour Badal, c'est le n° 39, et pour Landolt le n° 37. Il y a là une divergence d'appréciations sur laquelle on devrait s'entendre pour éviter certaines erreurs de fabrication.

Il est facile, par une simple division, de passer du système métrique à l'ancien. Ainsi, pour savoir à combien de dioptries correspond un numéro de l'ancienne série, on sait que le n° 1 de l'ancien système correspond au n° 36 ou 40 (selon les ophtalmologistes) du système par dioptries. Le n° 2 équivaut au n° 36/2 ou 18 dioptries, et ainsi de suite ; le n° 4 de l'ancien système correspond à $36/4 = 9$ dioptries, etc.....

Pour passer de l'ancien système au nouveau, on n'a également qu'à diviser 36 ou 40 par le numéro de l'ancien système. Une dioptrie correspond à l'ancien n° 36 ou 40 dont la réfringence est de 1/36 ou 1/40 ; 2 dioptries auront comme indice de réfraction 2/36 ou 2/40, qui correspondent dans l'ancienne série au n° 36/2 ou 40/2 = 18 ou 20, etc.....

Lorsqu'on a entre les mains un verre dont on ignore la coupe, on peut arriver à la déterminer en remuant ce verre devant l'œil. Si le verre est plan, les objets vus à travers ne se déplacent pas ; s'il est sphéro-convexe, ils se déplacent en sens inverse des mouvements du verre ; et s'il est concave, dans le même sens ; cela tient à la disposition des foyers conjugués dans ces différents verres.

Pour reconnaître si un verre est cylindrique ou non, on le fait tourner autour de son axe en regardant des objets figurant une ligne droite. Si le verre n'est que sphérique, sa courbure est la même dans tous les sens et l'objet ne change pas de forme ni de netteté ; si le verre est cylindrique, sa courbure n'existe que dans un axe et alors la ligne apparaît tantôt nette, tantôt allongée, élargie, trouble et brisée. Dans ces différentes épreuves il faut avoir soin de bien tenir les verres parallèlement à la cornée.

Lorsqu'on ignore le numéro d'un verre convexe, pour le déterminer approximativement, il suffit d'apprécier à quelle distance se produit, sur un écran ou un mur, l'image d'une lumière traversant le verre examiné. Pour un verre concave dont le foyer est virtuel et situé du même côté que le point lumineux, la lumière se réfléchira sur le verre lui-même et l'écran sera placé entre la lumière et le verre. On obtient ainsi la longueur de la distance focale qui indique approximativement le numéro de la lentille. Si l'image se fait environ à 0.50 centimètres, la lentille sera de 2 dioptries, à 0.25 centimètres, elle sera de 4 dioptries. Avec des verres faibles, ce procédé de mensuration devenant difficile, on procédera par tâtonnements en neutralisant le verre examiné par des verres opposés, par des concaves s'il s'agit d'un convexe, et *vice versâ*, jusqu'à ce que par des mouvements parallactiques devant l'œil, les images des objets ne bougent plus ni dans un sens ni dans l'autre.

Monture. — La façon dont les lunettes sont placées devant les yeux devient une condition importante dans le rôle qu'elles sont destinées à remplir. Les rayons lumineux doivent toujours subir la même réfraction, et le foyer des verres doit toujours se faire au même point pour que la vision soit bonne et la correction régulière. Pour cela il est indispensable que les verres soient placés près des yeux, à une distance invariable de 13 millimètres, de façon que leurs centres soient constamment dans la direction des axes visuels, et qu'ils ne puissent se déplacer ni latéralement, ni en avant. Cette règle est surtout bonne lorsqu'il s'agit de voir de loin. Pour voir de près, dans l'hypermétropie et la presbytie, il y a plutôt avantage à prendre soit un écart moindre des verres, dans le but d'augmenter la convergence, soit un écart plus grand dans le but de la diminuer.

Ces diverses conditions dépendent du choix de la monture qui trop souvent est négligé ou même ne se fait pas du tout, alors qu'on choisit soi-même ses verres ou qu'on est entre les mains d'un marchand quelconque ou d'un opticien ignorant; comme si les mêmes montures pouvaient aller à tout le monde.

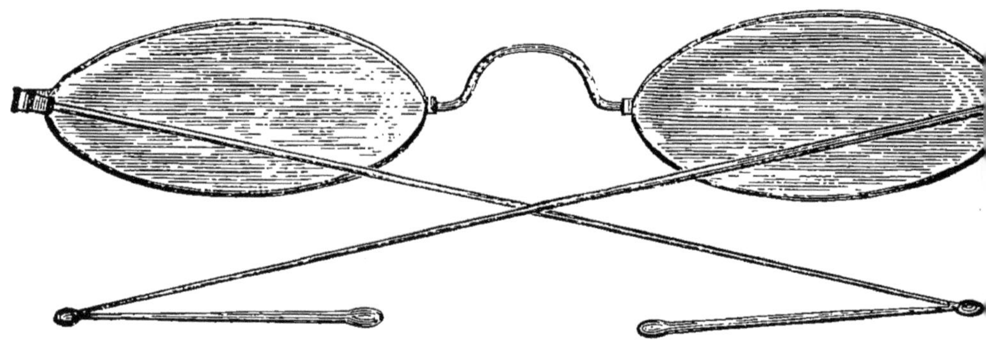

Fig. 19. — Monture des lunettes.

La monture se compose de trois parties (fig. 19) :

1° Les cercles, dans lesquels sont enchâssés les verres. Ces cercles doivent être ronds, lorsque cette forme est prescrite; ou ovales, et alors suffisamment grands pour que dans tous ses mouvements le regard rencontre le verre correcteur;

2° Les arcades, qui doivent s'adapter à la forme et à la saillie du nez, de façon à bien s'y enseller et à ne pas permettre des mouvements de latéralité qui déplaceraient la position des verres. Ces arcades doivent de plus avoir une longueur proportionnée à l'écartement des yeux, afin de bien faire correspondre le centre du verre avec l'axe visuel;

3° Les branches latérales qui, en s'accrochant derrière les oreilles par un crochet ou une brisure, ont pour but de fixer les lunettes à une distance convenable des yeux et de les empêcher de glisser sur le nez.

Les lunettes à bon marché ont des montures en

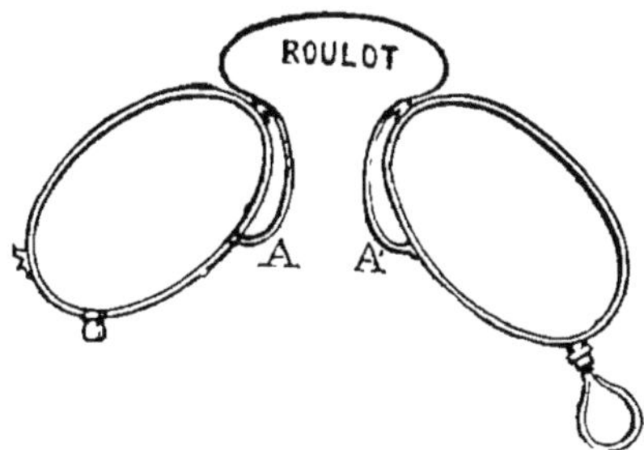

Fig. 20. — Pince-nez ordinaire.

fer doux malléable et facile à déformer; ce qui présente des inconvénients en modifiant les rapports qui doivent exister entre l'œil et les lunettes. Les montures doivent être en métal dur et suffisamment léger; on se sert en général d'acier trempé; ou pour les lunettes de luxe, d'argent, d'or et d'écaille.

Il résulte de tout ce qui précède, qu'à chaque individu il faut une monture spéciale et spécialement choisie, pour laquelle il est tenu compte de la conformation individuelle (nez et écartement des yeux) et qui permette aux verres de conserver invariablement et dans les différents mouvements de la tête la même position fixe et la même inclinaison. Lorsqu'il n'en est pas ainsi, et le cas est encore assez fréquent, les yeux regardent tantôt par le centre des verres, tantôt par les bords, et la correction de l'amétropie ne se fait plus régulièrement; il en résulte des images confuses et troubles, de la diplopie, de la fatigue et du strabisme.

Le pince-nez bien adapté (fig. 20) peut remplir les mêmes indications que les lunettes, contrairement à l'opinion de certains auteurs. Il s'agit

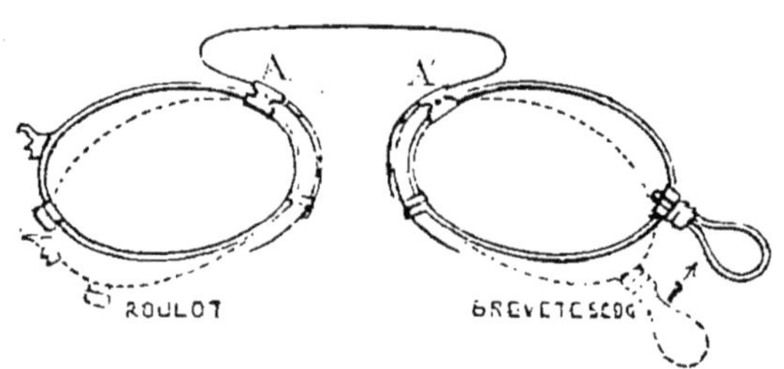

Fig. 21. — Pince-nez, système Roulot*.

seulement de choisir un modèle approprié à la conformation du nez et des orbites (fig. 21).

* Le pointillé représente ce pince-nez dans la position ordinaire; l'écartement de ses yeux se produit au moment de la pose sur le nez. Les traits pleins montrent qu'on peut faire prendre aux yeux du pince-nez n'importe quelle position déterminée, en dévissant de un ou deux filets les vis situées en A et A'. Une fois cette position réglée on resserre les vis et la position des yeux devient stable.

Nous recommandons à ce sujet l'usage du pince-nez à plaquettes larges et mobiles, saillantes en arrière, que l'un de nous a imaginé.

Les lunettes sont le meilleur moyen de porter des verres correcteurs pour les personnes qui en ont un besoin permanent, et même pour celles qui n'ont à les porter que pour le travail, lorsque ce travail doit être long et demander une certaine assiduité. Le pince-nez et les faces à main doivent être réservés pour des usages de peu de durée, et en général pour des numéros de verres peu élevés.

Quant aux monocles, leur usage doit être absolument proscrit. Lorsque les deux yeux sont myopes à un degré différent par exemple, il n'est pas prudent de ne corriger que l'un d'eux, fût-ce celui qui est le plus myope, le second arrivant alors à rester inactif et au bout d'un certain temps à se dévier et à devenir amblyope. Lorsqu'un seul œil est myope, on doit se servir de lunettes ou d'un lorgnon, avec un verre de vitre devant l'œil sain et un verre correcteur devant l'œil amétrope. Le monocle est un correcteur défectueux en raison de son peu de fixité et du degré d'obliquité qu'il prend forcément ; de plus, il oblige à des contractions des muscles orbiculaires et de la face qui défigurent la physionomie et qui devraient suffire, même sans autre motif, à en faire passer la mode.

Conserves. — Les *conserves* ont pour but de

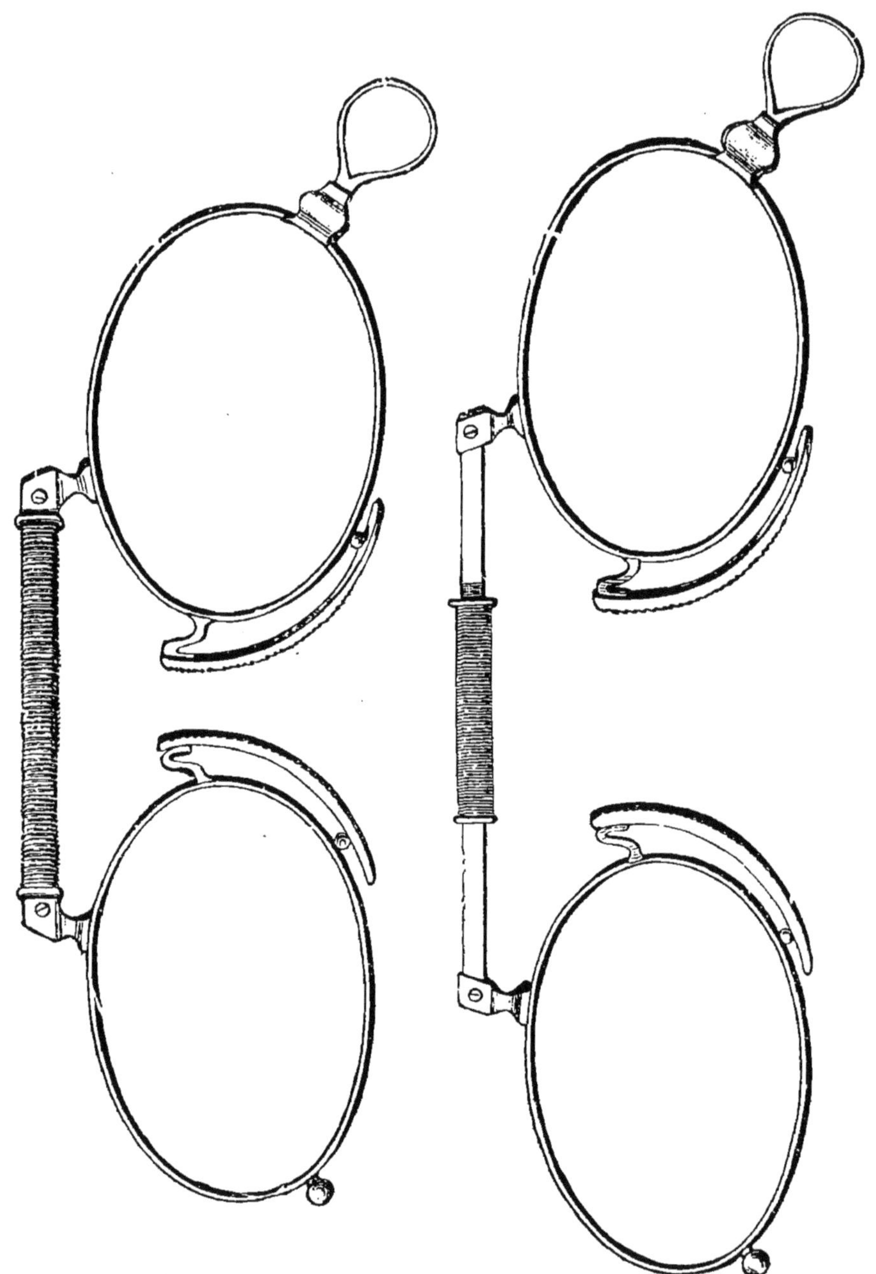

Fig. 22 et 23. — Monture du docteur Motais permettant l'écartement des verres par glissement horizontal sans rotation*.

protéger l'œil contre une lumière trop vive ou contre les corps étrangers.

Nous verrons, à propos de la *lumière,* comment les verres colorés modifient diversement les rayons du spectre. Les verres violets et rouges sont abandonnés, sauf pour servir au diagnostic de la diplopie et de l'amblyopie simulée ; les verres bleus et verts sont réservés pour les cas où il s'agit de faire pénétrer dans l'œil ou d'en éloigner des rayons déterminés. Quant aux verres jaunes, ils ne peuvent guère posséder l'action calmante que des auteurs leur attribuent, en raison même des rayons jaunes irritants qu'ils laissent passer, et leur action nous paraît surtout convenir dans certains cas d'asthénie de la rétine. Généralement on emploie des teintes bleues et fumées, en évitant les nuances foncées. La nuance bleu-cobalt absorbe en grande partie l'orangé, le vert et le jaune de la lumière solaire et convient par conséquent dans toutes les maladies de l'œil qui s'accompagnent de photophobie, de photopsie, de chrupsie (rétinites, choroïdites, etc.).

* Nous avons parlé à la page 92 de la monture du docteur Motais destinée à permettre, pour une bonne correction de l'astigmatisme, un écartement déterminé des verres cylindriques par glissement horizontal et sans rotation. La fig. 22 montre cette monture sans cet écartement et la fig. 23 fait voir comment on l'obtient.

L'usage de donner une coloration bleue aux verres concaves ou convexes doit être limité aux cas qui s'accompagnent de photophobie; on aura soin de ne se servir que de nuances très faibles, car la différence d'épaisseur de ces verres donne une répartition inégale et irrégulière de la teinte.

Avant de faire porter des conserves teintées en général, il sera bon d'essayer la susceptibilité individuelle pour telle ou telle nuance; car il n'y a rien d'uniforme à cet égard, et telle personne se trouvera bien d'une teinte qui sera mal supportée par telle autre.

Les conserves de teinte neutre ou enfumée avec une légère coloration bleuâtre sont celles qui sont le plus généralement usitées aujourd'hui. Seulement leur fabrication est très difficile, et la quantité de verres fumés défectueux répandue dans le commerce est considérable. On achète à vil prix des verres mal fumés, dont la teinte n'est ni uniforme ni exempte de nuance jaunâtre ou violacée. Un bon verre fumé doit être d'une teinte parfaitement neutre, qui diminue uniformément l'intensité des rayons lumineux sans en modifier la coloration. On s'en sert dans les cas d'opacités du cristallin, dans les nombreuses affections de l'œil et de ses annexes qui s'accompagnent de photophobie; on s'en sert aussi pour se préserver de la réverbération produite par les neiges dans les pays froids, de l'éclat du soleil dans les pays chauds, bref chaque fois qu'il y aura lieu de ménager la sensibilité de la rétine.

Les conserves dites de chemin de fer (fig. 24), entourées de taffetas noir ou de toile métallique,

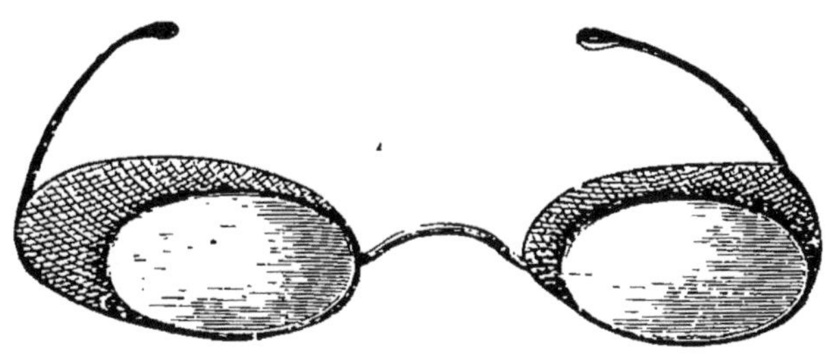

Fig. 24. — Lunettes dites de *chemin de fer.*

sont employées soit pour protéger les yeux contre la lumière latérale lorsque c'est nécessaire, ou contre la poussière ; de même que des lunettes en fil d'archal ou en mica pour préserver des éclats de pierres et de mines [1].

1. Voyez : *Professions qui exposent à des traumatismes.*

CHAPITRE IV

§ Ier. — *De l'habitude en général.*

L'habitude peut exciter l'activité visuelle lorsque l'impression qu'elle produit sur l'œil n'est pas trop forte ni trop souvent répétée ; au contraire, l'habitude émousse la vision et lui devient nuisible lorsqu'elle existe à l'état d'abus ou d'excès. C'est ainsi que la rétine, pour être stimulée et pour fonctionner, a besoin de son modificateur naturel, la lumière. Que cette lumière soit trop vive ou mal distribuée, la rétine, au lieu d'être excitée efficacement, se trouvera lésée, congestionnée, parésiée ; et à la longue, ces abus et ces excès de lumière amèneront des désordres hypérémiques et de l'amblyopie.

Etant donnée l'intime relation qui existe entre la vision et les autres fonctions organiques, tout ce qui dans la vie devient abus ou excès finira par avoir un retentissement sur la vue. Dès lors, les règles d'hygiène générale qui consistent surtout à modérer les habitudes et à les proportionner autant que possible à la résistance de l'organisme, à l'âge, aux forces et au tempérament; ces règles s'appliqueront également avec fruit à l'hygiène oculaire. Quant aux habitudes qui concernent plus spécialement les yeux : lumière, veillées, lecture au lit, en voyage, etc..... nous avons déjà étudié leur influence au chapitre des âges, et nous y reviendrons avec plus de développement encore en traitant de la question de l'éclairage. Les habitudes physiologiques devront être respectées avec soin dans leur besoin de périodicité et de régularité (faim, locomotion, exercice, repos et sommeil). Ces différentes fonctions de l'organisme devront être soumises à une certaine règle, invariable autant que possible. Leur accomplisssement et leur harmonie en bénéficieront et dans le cas inverse en seront troublés. C'est ainsi que l'exercice est salutaire et indispensable pour tout le monde, mais surtout pour les personnes lymphatiques et anémiques; et que le manque d'exercice, par contre, favorise le développement de ces nombreuses affections oculaires de nature scrofuleuse (kératites, blépharites, ophtalmies.....) auxquelles prédispose le tempérament lymphatique. C'est également ainsi que la privation de sommeil provoque l'apparition d'orgelets, de blépharites, d'irritations chroniques et de troubles visuels divers. L'œil est l'organe qui s'affaiblit le plus par le manque de sommeil, dont il a un besoin impérieux. Une très longue privation de sommeil produit une fatigue telle qu'elle peut engendrer des hallucinations spéciales qui ont reçu le nom de *ragles* et qui sont bien connues des Arabes, des voyageurs et des marins. Les écarts de régime de toute nature, soit dans la quantité des aliments, soit dans leur qualité *(régime échauffant, épices...),* provoquent des phénomènes d'hypérémie qui peuvent se propager aux yeux. Nous ne visons bien entendu que les yeux normaux et sains, car suivant que l'on sera atteint de telle ou telle affection, il faudra modifier ses habitudes et suivre les règles de la thérapeutique ordonnées par le médecin.

Il y a des espèces d'habitudes dont tout le monde à peu près subit plus ou moins l'influence et qui, lorsqu'elles passent à l'état d'abus, amènent certains troubles visuels *(tabac, opiacés, alcool).*

§ II. — *Influence du tabac.*

Fumé avec excès, le tabac produit une amblyopie spéciale due à l'intoxication nicotinique. Il est pour ainsi dire impossible de dire à quel moment commence l'excès, car plusieurs facteurs interviennent pour produire l'empoisonnement : la qualité du tabac, le procédé employé pour fumer, l'âge du sujet et sa plus ou moins grande susceptibilité à l'agent toxique. Le tabac français paraît être plus dangereux que le tabac d'Orient qui contient beaucoup moins de nicotine, 2 à 3 o/o au lieu de 8 à 9 o/o. Quoi qu'il en soit, on peut dire que pour un adulte bien portant, la dose de 20 grammes par jour est excessive, et qu'elle l'expose très probablement à des accidents d'intoxication.

L'amblyopie nicotinique, étudiée pour la première fois par Mackensie, Sichel père et Desmarres, consiste en un scotome central monoculaire et quelquefois binoculaire. Elle se développe très lentement, en l'espace de plusieurs mois, commençant par un trouble visuel qui fait que les objets semblent recouverts d'une espèce de brouillard grisâtre, surtout le soir. Il se produit ensuite des sensations lumineuses colorées qui teintent les objets en rouge, en vert ou en bleu ; et enfin l'acuité et la portée visuelle diminuent progressivement pour arriver quelquefois jusqu'à la cécité presque complète. La forme binoculaire est souvent confondue avec l'amblyopie alcoolique à laquelle, du reste, elle ressemble beaucoup. La variété monoculaire présente plus nettement le scotome central dont l'étendue est variable et peut même quelquefois envahir une très grande portion de la rétine. La nicotine possède une certaine propriété myosique qui fait que les pupilles sont presque toujours contractées, tandis que dans l'alcoolisme elles sont dilatées. Si l'on ajoute à ces symptômes locaux oculaires les phénomènes généraux tels que : lipothymies, vertiges, troubles cardiaques et gastriques, sommeil agité, cauchemars…, on aura le tableau complet de l'intoxication nicotinique.

Il n'y a qu'un remède à ces symptômes d'amblyopie, c'est la cessation absolue et entière de l'usage du tabac, sous quelque forme que ce soit. L'amblyopie nicotinique guérit toujours, lorsqu'on a l'énergie de prendre cette mesure radicale et d'y persister. Quant à la prophylaxie, elle consiste tout entière dans la modération avec laquelle on doit régler l'habitude du tabac. Il est prudent de ne commencer à fumer qu'à un certain âge, lorsque l'organisme est formé ; le tabac sera mieux supporté et l'on sera plus à même d'en régler l'usage et les doses.

Bien des cas de paralysies des muscles de l'œil paraissent devoir être attribuées à l'abus du tabac. Fontan de Brest en a publié plusieurs exemples, dans lesquels ni la syphilis, ni l'ataxie locomotrice ne pouvaient être soupçonnées et qui du reste guérirent, grâce à la suspension radicale de l'usage du tabac, accompagnée d'un traitement approprié.

Une bonne précaution lorsqu'on est fumeur, c'est de ne fumer que du tabac très sec, ce qui facilite alors la décomposition d'une grande partie de la nicotine par la chaleur, tandis que lorsque le tabac est humide, cette décomposition n'a pas lieu et la fumée contient toute la nicotine du tabac. Les qualités inférieures de tabac contiennent toujours plus de nicotine que les qualités supérieures, et cela parce que les procédés de fabrication en usage pour les premières laissent à désirer.

Il serait à souhaiter que l'administration pût arriver à mettre en usage des procédés peu coûteux, pour retirer des tabacs inférieurs la plus grande partie possible de leur nicotine.

En tout cas, il est bon que toutes les personnes qui font usage du tabac sachent bien que l'abus peut être préjudiciable non seulement à leur santé générale, mais encore à leur vue, et qu'il est sage de régler la quantité affectée à leur consommation. Aussitôt qu'elles éprouveront des troubles visuels même légers, il faudra qu'elles tiennent compte de cet avertissement et qu'elles cessent immédiatement et complètement de satisfaire leur habitude. Les ouvriers des manufactures de tabac peuvent être exposés aux accidents d'intoxication par absorption des poussières de tabac ; une bonne ventilation remédiera à cet inconvénient.

§ III. — *Influence de l'Opium et de la Morphine.*

Les fumeurs et mangeurs d'opium et de hachisch en Orient peuvent être atteints à la longue, de troubles visuels analogues à ceux du tabac, ainsi que l'a observé et décrit le docteur Ali de Téhéran.

L'opium et la morphine sont très souvent absorbés dans un but thérapeutique, soit par les voies digestives, soit par le tissu cellulaire sous forme d'injection hypodermique; soit encore topiquement, sous forme de fomentations ou d'emplâtres. Les personnes qui ont recours à cette médication, pour se procurer un soulagement bienfaisant dans les affections douloureuses, finissent par s'y accoutumer et sont forcées d'augmenter progressivement les doses du médicament; elles arrivent de la sorte à en absorber des proportions considérables, et lorsqu'elles ont pris l'habitude d'user de l'opium et de la morphine, elles s'en défont très difficilement. C'est chez les individus qui ont été autorisés à se faire eux-mêmes des injections hypodermiques, qu'on observe cette sorte d'abus. D'abord, ils y ont recours par nécessité lorsqu'ils souffrent, peu à peu ils en usent uniquement par habitude, puis enfin par manie et pour l'espèce d'ivresse procurée par l'opium.

Des troubles visuels se développent très souvent dans ces cas, passagers d'abord, puis permanents.

Les symptômes de ces troubles visuels sont analogues à ceux de l'intoxication par le tabac, mais la contraction de la pupille est plus prononcée, étant donnée l'action physiologique de l'opium sur l'œil.

Les préparations de belladone, antagonistes de l'opium, ne produisent pas d'effet favorable.

§ IV. — *Influence de l'Alcool*.

L'amblyopie alcoolique est très fréquente, grâce à l'habitude de boire entre les repas, qui a pris une si énorme extension depuis plusieurs années, grâce au nombre inouï de débits de boissons qui augmente encore de jour en jour, grâce enfin à ces innombrables boissons fabriquées avec des alcools impurs et malfaisants (de grains, de betteraves, de pommes de terre, etc...) et livrées à la consommation. Aussi l'usage constant de ces boissons a pour conséquence un empoisonnement chronique qui se traduit par des désordres constitutionnels compris sous la dénomination générique d'*alcoolisme,* et qui peuvent se transmettre héréditairement sous diverses formes (tares cérébrales). L'alcool et le tabac se trouvant associés la plupart du temps dans la consommation, l'amblyopie développée présente les caractères communs à ces deux agents toxiques; elle est mixte et c'est elle qu'on a le plus souvent l'occasion d'observer.

L'amblyopie alcoolique a un début plus rapide que celle du tabac; ses symptômes sont : 1° un brouillard qui voile la vue, 2° une diminution sensible de l'acuité visuelle, par suite d'un scotome central facile à délimiter, 3° des phénomènes de dys-chromatopsie, par suite de scotome chromatique (la confusion entre les monnaies d'or et d'argent; le contraste morbide et successif des couleurs qui fait que lorsque le malade passe d'une couleur à l'autre, il conserve un certain moment encore sur la rétine l'impression de la couleur précédente), 4° une mobilité et un vacillement des images, provenant des contractions spasmodiques du muscle accommodateur suivies de son relâchement et donnant au malade une vision tantôt nette, tantôt vague, 5° la mydriase, lorsque l'affection est due uniquement à l'alcool et que le tabac n'est pas intervenu. L'affection est toujours binoculaire et les deux yeux sont atteints au même degré, à l'inverse de ce qui s'observe dans l'amblyopie nicoti-nique. En général, on n'observe rien à l'ophtal-moscope, si ce n'est dans certains cas une légère infiltration péripapillaire. A la longue, cependant, il se développe une névrite partielle, qui aboutit à l'atrophie de la partie de la pupille correspondante aux faisceaux nerveux envahis.

Ajoutez à ces symptômes tous les symptômes généraux de l'alcoolisme chronique *(anorexie, tremblements, hallucinations, cauchemars....)* et vous aurez le tableau de l'amblyopie alcoolique qu'on rencontre si fréquemment. La suppression radicale de toute boisson alcoolique est le remède héroïque à y opposer; non pas la diminution graduelle et progressive, mais la suppression brusque et complète.

L'excitation du système nerveux, la mydriase, la photophobie et les autres symptômes sont traités comme il convient, par du bromure de potassium, des instillations d'ésérine ou de pilocarpine, des lunettes de teinte fumée, des dérivatifs...

La prophylaxie appartient à l'hygiène publique, et c'est l'Etat qui doit édicter des mesures pour arriver à diminuer le nombre des débits de boisson, à garantir la qualité des alcools livrés à la consommation et à favoriser la tempérance. Toutes les réformes tendant vers ce but seront louables et humanitaires, et il est vivement à souhaiter que l'étude que l'Académie de médecine a faite de cette question aboutisse à un résultat pratique et à une réforme de la législation des alcools. C'est là qu'est le remède à opposer à cet envahissement toujours croissant depuis quelques années et qui a des conséquences héréditaires si funestes.

§ V. — *Influence des Cosmétiques.*

Depuis les temps les plus anciens, on s'est servi de moyens artificiels pour donner aux yeux une coloration qu'ils n'ont pas, pour renforcer leur coloration naturelle, ou pour accentuer la forme ou le dessin des sourcils et des cils. Les Anciens ont laissé dans leurs livres tout un arsenal de pratiques de ce genre, et la coquetterie moderne n'est pas en retard sur celle des temps passés.

L'art de plaire et de rester jeune s'enrichit journellement de procédés nouveaux, plus raffinés et plus subtils les uns que les autres, et il faut bien le dire, aussi nuisibles les uns que les autres. Les secrets abondent pour avoir des cils longs, des sourcils épais, pour les colorer en noir ou en blond de toutes nuances, pour donner au regard de la profondeur, de la douceur, de la vivacité, pour agrandir les yeux ou les allonger en forme d'amande, etc.; ces secrets existent et sont connus d'un grand nombre de femmes, qui par mode, coquetterie ou galanterie, les mettent en pratique journellement. Il n'est pas de notre domaine de nous arrêter au point de vue ridicule de ces habitudes contre nature ; nous n'avons à montrer ici que leur côté nuisible. En effet, la plupart des onguents, des pommades et des eaux employées en pareil cas, contiennent des sels de fer, de cuivre, de potasse, de plomb ou d'argent, qui à la longue nuisent à la peau, aux sourcils ou aux cils, en altérant leur nutrition, en modifiant leur composition chimique, en resserrant l'orifice des glandes sébacées et sudoripares et en supprimant ainsi les fonctions de la peau. Sans compter que l'usage prolongé des cosmétiques à base de plomb par exemple, peut amener des accidents d'amblyopie saturnine. Certains de ces procédés ont été imaginés à l'origine, dans un but d'hygiène, comme par exemple celui de se teindre les paupières avec du noir d'antimoine chez les femmes arabes, et que Mahomet prescrivait pour absorber une certaine quantité des rayons lumineux et atténuer l'éclat irritant du soleil.

Les infirmités résultant de la destruction en totalité ou en partie des paupières, des sourcils ou des cils et qui privent l'œil de ses organes de protection contre la lumière et les corps étrangers; les infirmités provenant de leucomes centraux et étendus ou de la perte ou de l'atrophie du globe oculaire consécutives à l'énucléation ou à des maladies, toutes ces infirmités sont justiciables des divers traitements autoplastiques ou prothétiques qui sont du domaine de la pathologie oculaire (tatouage, œil artificiel, lunettes, etc.).

CHAPITRE V

Dans la construction et l'aménagement des habitations privées, il faut chercher à éviter tout ce qui peut exercer une influence défavorable sur les yeux. Le mode d'habitation varie suivant les climats et le degré de civilisation, depuis les huttes et les cabanes jusqu'aux maisons modernes avec tous leurs perfectionnements d'hygiène et de confort. L'habitation, au point de vue hygiénique, a pour but de mettre à l'abri des intempéries atmosphériques, et par conséquent elle doit se trouver en opposition avec les conditions climatériques générales du pays où elle est située : procurant la fraîcheur et l'ombre dans les pays chauds et la chaleur dans les contrées du Nord.

Toutes les conditions exigées par l'hygiène générale le sont également par celle des yeux. C'est ainsi qu'en donnant aux appartements une capacité suffisante et en leur assurant une large aération, on prévient l'encombrement et on combat l'influence de l'air confiné. Un certain nombre d'affections oculaires rebelles : comme les blépharites, les conjonctivites et les kératites de nature scrofuleuse, se développent souvent chez des sujets lymphatiques habitant dans des logements étroits, mal aérés, obscurs, où ils trouvent des conditions favorables aux manifestations de leur état constitutionnel.

Quant à l'hygiène particulière des yeux et de la vue, elle réside dans la distribution de la lumière dans les différentes parties de l'habitation. L'exposition au nord est défectueuse, car elle ne procure pas suffisamment de lumière, étant absolument privée des rayons solaires ; par contre, l'exposition au sud donne une quantité excessive de lumière. Il est donc préférable d'avoir des appartements situés à l'est et à l'ouest, mais surtout à l'est ou au sud-est. Ce que nous disons de l'orientation concerne surtout les habitations situées dans les climats tempérés. Car il est naturel que dans les pays froids on recherche l'orientation sud, et *vice versâ*, l'orientation nord dans les pays chauds. Une bonne direction à donner à un bâtiment, ainsi que l'a établi Javal, consiste à diriger vers les points cardinaux les angles au lieu des faces ; de cette façon on évite les orientations en plein nord ou en plein sud.

Les pièces qui doivent servir de cabinets de travail ou de bureaux doivent être largement éclairées par des fenêtres en nombre suffisant. La proportion entre les fenêtres et la surface du plancher dans les écoles publiques est fixée dans bien des pays par des règlements administratifs. En moyenne, cette proportion doit être de 1/5 pour assurer un éclairage uniforme et constant dans tous les points de la salle.

Dans les constructions modernes, bien des pièces sont laissées dans l'obscurité, comme par exemple les loges de concierge, les cuisines, les appartements donnant sur des cours étroites; bien des ateliers et bien des bureaux ne reçoivent jamais la moindre lumière solaire. Il y a là une lacune hygiénique sérieuse qui peut devenir la cause de bien des amblyopies. La rétine, n'étant plus sollicitée par son excitant naturel et normal, s'affaiblit et devient paresseuse. La lumière est nécessaire aux yeux et les règlements administratifs devraient en réglementer l'accès et la distribution, comme elle le fait pour le cubage atmosphérique et la salubrité générale.

Il faut dans les tapisseries, les tentures et dans tout l'ameublement des appartements, éviter les couleurs trop vives susceptibles de fatiguer la vue, surtout dans les pièces destinées au travail et où l'on est appelé à séjourner pendant un certain temps.

Dans les chambres sombres, on pourra se servir de tapisseries plus claires, qui en réfléchissant la petite quantité de lumière reçue, en augmenteront l'intensité dans une certaine mesure.

DEUXIÈME PARTIE
HYGIÈNE PUBLIQUE

SECTION Ire

MODIFICATEURS DE L'ŒIL. HABITATIONS PUBLIQUES. ÉCOLES.

CHAPITRE PREMIER

INFLUENCES MÉTÉOROLOGIQUES ET CLIMATÉRIQUES

§ Ier. — *Influences atmosphériques.*

FROID. — Les variations atmosphériques exercent une action nocive sur les yeux comme sur la santé en général. C'est ainsi que la conjonctivite catarrhale simple est une affection essentiellement causée par le froid et l'humidité, et qu'elle règne surtout en automne et au printemps, alors que les changements de température sont fréquents. Lorsqu'elle devient épidémique, c'est que la nature de la sécrétion catarrhale, au lieu de rester franchement inflammatoire, est devenue contagieuse par une cause infectieuse spécifique indépendante de la cause première, qui est le froid ou l'humidité. Ou bien encore il n'y a qu'apparence d'épidémie ; et alors c'est qu'un grand nombre d'individus ont été impressionnés en même temps par la même influence atmosphérique. Il ne faut également attribuer qu'au froid ces conjonctivites catarrhales plus ou moins intenses qui se développent lorsqu'on couche sous la tente, lorsqu'on laisse les fenêtres de sa chambre ouvertes la nuit, et en général lorsqu'on s'expose d'une façon quelconque à l'influence du refroidissement nocturne. Tous les changements de température, les courants d'air et en général les diverses influences météorologiques, qui d'habitude réveillent la diathèse rhumatismale, peuvent aussi à un moment donné déterminer des manifestations oculaires de cette diathèse, telles que : kératite interstitielle, iritis, glaucome, paralysies musculaires.....

L'action du grand froid s'exerce particulièrement sur la cornée, sur la cinquième paire de nerfs, et sur l'orbite. La cornée n'ayant point de vascularisation propre se refroidit beaucoup plus facilement que les autres tissus de l'œil ; il en résulte des abcès et des ulcères nécrosiques qui se développent de préférence vers la partie centrale. L'inflammation peut se propager à l'iris et ses progrès ne s'arrêtent que si l'on rétablit la nutrition dans la partie congelée de la cornée par des fomentations ou des douches chaudes. Les nerfs de la cornée étant superficiels, il en résulte une sensibilité très grande de cette membrane aux agents atmosphériques.

Le nerf sus-orbitaire, situé presque immédiatement sous la peau, est exposé à subir l'action du froid plus facilement que tout autre nerf. Il se développe alors une névrite qui se traduit par des douleurs névralgiques périorbitaires intenses, par de la photophobie et par une fatigue excessive pour le travail. La moindre application des yeux provoque des douleurs lancinantes et un trouble visuel qui empêche la continuation du travail. Il peut se produire aussi des phénomènes d'asthénopie accommodative par une propagation de l'irritation de la branche sus-orbitaire du trijumeau aux filets innervateurs du muscle accommodateur. Les affections lacrymales ont souvent le froid comme étiologie ; souvent aussi elles s'aggravent notablement sous l'influence du froid. Il en résulte des dacryocystites plus ou moins intenses, qui pourraient souvent être évitées si les inflammations des voies lacrymales n'étaient pas très souvent négligées et laissées sans soin à leur début.

Le froid peut encore amener des périostites intra-orbitraires accompagnées d'exophtalmie.

Les personnes qui ont les yeux délicats ou qui ont déjà été atteintes d'affections *à frigore* feront bien de se garantir du froid et de l'humidité, et de ne pas s'exposer brusquement au grand air, afin d'éviter les récidives ou une aggravation d'une maladie existante. Certains auteurs, entre autres Mackenzie, ont admis que le froid exerçait une certaine influence sur le développement de la cataracte et que les habitants du nord étaient plus prédisposés que ceux du sud à contracter cette affection. En exposant un œil extrait de l'orbite à l'action du grand froid, on rend bien le cristallin opaque; mais lorsqu'il est caché dans l'orbite et que le cristallin baigne dans l'humeur aqueuse dont la température est la même que celle du corps, les choses ne se passent plus de même; dans les conditions où il se trouve physiologiquement, le cristallin n'est pas exposé à subir les effets du froid, et par conséquent l'influence de cet agent nous paraît nulle dans le développement de la cataracte.

CHALEUR. — La chaleur ne paraît pas avoir sur l'œil d'autre influence que celle de le congestionner et de l'irriter. En général, la grande chaleur s'accompagne d'une lumière éclatante; alors l'irritation oculaire peut devenir très vive et elle se traduit par de la photophobie. L'évaporation rapide des larmes dessèche la muqueuse, ce qui vient encore favoriser l'inflammation des paupières et de la conjonctive. Lorsque la chaleur est vive et que les yeux sont délicats, on fera bien de porter au dehors des conserves fumées, pour se protéger contre les rayons lumineux et caloriques, qui sont très irritants pour l'œil. La teinte fumée est celle qui convient le mieux, parce qu'elle diminue la quantité des rayons caloriques sans modifier leur couleur. Lorsque les yeux sont congestionnés ou malades, on se trouvera bien, surtout dans les pays chauds, de l'usage de conserves à verre d'urane, qui absorbent les rayons calorifiques plus que tout autre verre.

La conjonctivite, le larmoiement et la photophobie qui accompagnent *l'asthme d'été* ou la *fièvre des foins,* sont assurément influencés par la chaleur, attendu que le soleil exaspère tous les symptômes oculaires de cette affection, et que l'ombre ou la nuit les calme d'une façon sensible. De plus cette affection apparaît périodiquement chez les personnes qui y sont sujettes, chaque année à l'époque de la fenaison. Néanmoins, l'étiologie de la fièvre des foins ne nous paraît pas attribuable aux influences météorologiques, bien que ces dernières jouent un rôle important dans la manifestation des symptômes. Cette affection, avec ses phénomènes oculaires prédominants, constitue très probablement une des manifestations de la diathèse arthritique ; les influences météorologiques ne nous semblent agir que comme favorisant son apparition.

On a pensé que la chaleur pouvait aussi devenir une cause de cataracte, par suite de la déperdition de liquide provoquée par d'abondantes transpirations. Nous ferons justice de cette opinion, en parlant des effets de la grande chaleur artificielle à laquelle on est exposé dans certaines professions. La chaleur naturelle trop vive peut seulement hâter peut-être l'opacification du cristallin, lorsque les sujets y sont prédisposés par le fait de leur constitution.

VENTS. — Les vents agissent par le choc et la rapidité de leurs courants, par leur température et par les matières dont ils sont les véhicules.

C'est ainsi que le sirocco par exemple, soulève des nuages de poussière sablonneuse dans le désert, poussière d'une ténuité extrême, qui s'insinue jusqu'à travers les vêtements pour s'incruster dans la peau, et qui peut devenir le point de départ d'opthalmies diverses.

Il en est de même de la poussière de glace soulevée par certains vents du Nord.

On a songé aux vents, comme à la chaleur, comme au soleil, etc., pour expliquer l'étiologie de l'ophtalmie spécifique des pays chauds. Ces différentes causes ne jouent qu'un rôle secondaire et accessoire, en préparant par leur action irritative un terrain favorable à l'infection, tandis que la vraie cause de l'ophtalmie purulente ou granuleuse réside dans la contamination par des germes infectieux.

Dans les pays où règnent des vents violents, très chauds ou très froids, il faut garantir les yeux contre leur choc, et cela au moyen de coiffures à bords suffisamment inclinés, ou de lunettes en forme de coquilles.

On se garantit instinctivement du vent et de la poussière qu'il soulève, en clignant les paupières, qui remplissent ainsi l'office d'un voile protecteur.

On fera bien aussi de se laver les yeux plusieurs fois par jour, avec de l'eau chaude autant que possible, afin d'enlever toutes les poussières et de faire disparaître l'irritation occasionnée par le vent.

§ II. — *Climats, Saisons, Altitudes.*

CLIMATS. — Les climats exercent sur les yeux une certaine influence par leur température, et par les différentes circonstances qui en découlent.

Dans les climats chauds, l'action de la lumière vient s'ajouter à celle de la température ; aussi les statistiques constatent-elles un plus grand nombre d'affections oculaires dans les pays chauds que dans les pays froids.

L'humidité provenant du voisinage des cours d'eau sera nuisible aux sujets rhumatisants ; il en sera de même du séjour au bord de la mer. Par contre, la mer sera très favorable aux diverses ophtalmies d'origine lymphatique, lorsqu'elles ne sont plus dans la période aiguë.

Les climats n'ont aucune influence sur le développement des granulations et c'est à tort qu'on a donné à l'ophtalmie granuleuse les noms d'*ophtalmie d'Egypte* ou *d'Algérie*. C'est dans ces pays qu'elle a pris naissance. Depuis, elle s'est répandue dans d'autres contrées, et on remarque qu'elle sévit dans les climats froids (Suède, Belgique, Russie, Irlande, Angleterre), aussi bien que dans les climats chauds.

Saisons. — Les saisons comme les climats, ne paraissent pas exercer sur les yeux d'autre influence que celle provenant des changements de température.

La saison chaude, qui dans certains pays produit une recrudescence de l'ophtalmie granuleuse, ne doit être considérée que comme excitant et réveillant une maladie qui existe à l'état latent.

L'influence paludéenne dans les pays à malaria se manifeste sur les yeux par des névralgies sus-orbitaires à forme périodique. Les accès s'accompagnent de photophobie, de larmoiement et d'une certaine injection conjonctivale. Quant à la conjonctivite, à l'amblyopie et à l'héméralopie paludéenne, leur existence ne nous paraît pas très démontrée jusqu'à présent. L'influence palustre peut provoquer des accès glaucomateux, pensons-nous, mais chez des sujets prédisposés; et le traitement spécifique par le sulfate de quinine risquera fort d'être impuissant ou insuffisant.

Altitude. — L'altitude exerce une influence très salutaire sur les maladies oculaires de nature lymphatique et spécifique. Par contre, le séjour sur les montagnes ne convient pas lorsque l'affection a une origine rhumatismale, cardiaque ou vasculaire. Ce qu'on gagne d'un côté par la raréfaction de l'air, on le perd par le froid, les brusques variations de température, les brouillards et l'impétuosité des vents.

La plupart des germes infectieux n'ont jamais pu atteindre certaines hauteurs, sauf par importation. C'est ainsi qu'à 2000 mètres d'altitude, toute la pathologie consiste à peu près dans le mal des montagnes. Cette immunité des altitudes pour l'infection en général a été également observée pour le trachome, maladie infectieuse des yeux. Chibret, Barde de Genève, Seggée de Munich, Sad du Brésil, ont constaté qu'à partir d'une certaine hauteur (230 mètres pour le plateau central de la France), le trachome perd ses propriétés contagieuses. En Algérie cependant, cette contagiosité existe encore à 920 mètres, et Chibret l'a attribuée à la chaleur excessive. L'altitude où cesse la contagiosité doit être d'autant plus élevée que la température est elle-même plus forte.

Non seulement l'altitude empêche le développement du trachome, mais encore elle est très favorable à sa disparition lorsqu'il existe déjà. L'évolution de la maladie s'y accomplit plus rapidement et l'action des traitements appropriés s'y montre plus efficace.

§ III. — *Races.*

Les races sont encore considérées par quelques

auteurs comme ayant une influence sur certaines maladies des yeux et notamment sur le trachome : il n'en est rien. La seule influence incontestable existe dans les habitudes de telle ou telle race, dans son degré de civilisation, dans les soins qu'elle a pour sa propreté, toutes circonstances qui favorisent et multiplient les chances de conta-gion. C'est pour cela qu'on voit le trachome se conserver et se perpétuer principalement chez les peuples peu soucieux de leur propreté, vivant dans une promiscuité favorable à la transmission, et chez lesquels l'hygiène fait absolument défaut ou n'existe qu'à l'état rudimentaire. C'est dans des pays de ce genre que le trachome existait primiti-vement à l'état de foyers, desquels il est sorti pour se répandre en Europe et en Amérique, comme par une traînée, dont la marche envahissante par contiguité a été parfaitement décrite par plusieurs auteurs, entre autres par Cuignet.

Certaines races paraissent jouir à première vue d'une immunité pour le trachome : les nègres du centre de l'Afrique par exemple. Cela peut être, s'il faut en croire les récits de certains voyageurs, mais il ne faut nullement voir là une immunité inhérente et spéciale à la race. Ce fait résulte seulement de ce qu'aucune importation contami-natrice n'a eu lieu dans ces régions, par suite de circonstances géographiques, commerciales ou autres.

Les races qui peuplent les pays de montagnes, comme la Suisse, paraissent rester à l'abri du trachome, et c'est un argument de plus à l'appui de l'influence exercée par l'altitude et par la raréfaction de l'air sur certains germes.

CHAPITRE II

La lumière est le modificateur de la vue par excellence, l'agent principal et indispensable de la fonction visuelle sur laquelle il exerce une influence constante.

§ Ier. — *Eclairage naturel.*

La lumière solaire est blanche (fig. 25); c'est celle qui convient le mieux à l'œil et qui lui est le moins nuisible lorsqu'elle est bien distribuée. Aussi ne doit-on faire usage de la lumière artificielle que le moins possible et seulement lorsque la nuit vient nous priver de la lumière naturelle.

Insuffisance de la lumière. — La lumière est nécessaire au bon fonctionnement de l'organisme entier comme à celui de la vue; aussi doit-elle être distribuée largement au même titre que l'air dont le cubage minimum est fixé par des règlements administratifs. Malheureusement il n'en est pas toujours ainsi pour la lumière, surtout dans les grandes villes. Les maisons reçoivent le jour principalement par la façade donnant sur la rue, et la quantité de lumière se trouve réglée par la largeur de la rue et la hauteur des maisons qui sont en face. Par derrière, les maisons se touchent pour ainsi dire et ne sont séparées que par une cour plus ou moins étroite, de sorte que de ce côté la lumière n'accède que peu ou point. De plus, lorsqu'on construit, on cherche à édifier le plus grand

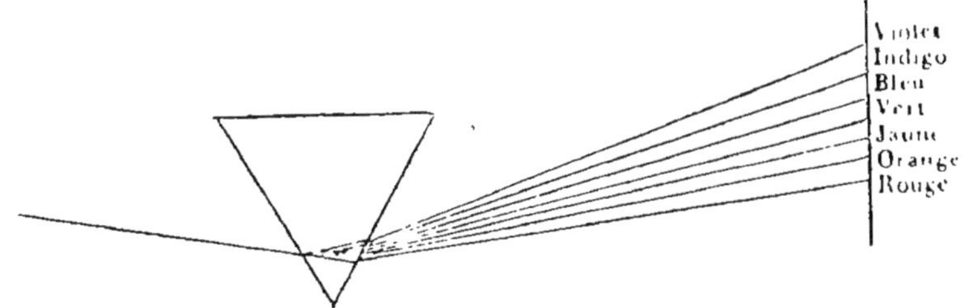

Fig. 25. — Décomposition de la lumière solaire blanche passant au travers d'un prisme.

nombre d'étages possible, sans trop s'écarter des hauteurs maxima exigées par les règlements de police, mais presque toujours au détriment des dimensions des fenêtres et de la quantité de lumière destinée aux habitants. Ajoutez à cela que les balcons qui existent le plus souvent le long de certains étages ont un inconvénient sérieux au point de vue de l'éclairage des étages inférieurs auxquels ils enlèvent une partie de la lumière qui doit leur revenir. Cette quantité de lumière arrivant aux étages inférieurs est déjà bien précaire lorsque la maison est élevée. En effet, les rayons lumineux ne peuvent guère y arriver qu'après avoir subi une ou plusieurs réflexions sur les maisons d'en face ; ce qui leur enlève une grande partie de leur pouvoir éclairant. Une autre cause d'insuffisance de la lumière naturelle dans les appartements réside dans la construction défectueuse des fenêtres au point de vue de leur fonction éclairante à laquelle on ne songe pas assez. E. Trélat a attiré l'attention sur ce point important et a montré que pour procurer un éclairage suffisant dans une pièce bien proportionnée, c'est-à-dire pas trop profonde, les fenêtres devaient comprendre à peu près le quart de l'étendue de la surface éclairée, et leur linteau placé le plus haut possible. De cette façon, la lumière pénètre plus directement et va éclairer plus profondément. Que nous sommes loin de ces proportions dans la plupart de nos habitations des grandes villes !

Il y a là une question d'hygiène publique qui ne manque pas d'importance et qui malheureusement ne peut être résolue qu'au moment où l'on perce de nouvelles voies et où l'on peut avoir toute latitude d'espace. Cette question devient majeure lorsqu'il s'agit de maisons ou d'appartements destinés à servir de bureaux pour des administrations, et dans lesquels on doit écrire une certaine partie de la journée. Il faut bien le dire ; rarement le point de vue qui nous préoccupe est pris en considération et le plus souvent c'est dans des pièces obscures et présentant des conditions d'éclairage vraiment déplorables, que sont installés les bureaux de toute sorte, les ateliers, les magasins, les boutiques... La lumière solaire n'y pénètre qu'imparfaitement, et pour y voir clair, on doit se servir de la lumière artificielle pendant une grande partie de la journée ou même continuellement. Ajoutez à cela la position des tables de travail : les employés qui se trouvent près des fenêtres peuvent encore recevoir de la lumière, mais ceux qui sont placés au fond de la salle se trouvent dans des conditions par trop précaires.

Les yeux emmétropes, doués d'une bonne acuité visuelle, pourront à la rigueur ne pas trop en souffrir, bien que se fatiguant et perdant peu à peu leur acuité ; mais les hypermétropes, les myopes et les astigmates seront forcés de faire des efforts d'accommodation constants et arriveront tôt ou tard à des congestions, à des asthénopies, et souvent même à des désordres très graves, tels que : atrophies choroïdiennes, myopie progressive, décollement de la rétine.....

Nous verrons tout à l'heure, à propos de l'éclairage artificiel, les moyens de remédier à cette insuffisance de lumière.

Excès de lumière. — Si la lumière doit être assurée largement pour permettre le fonctionnement régulier de la vue, il ne faut pas qu'elle soit trop intense, parce qu'alors son action devient irritante et peut entraîner des inconvénients plus ou moins sérieux.

C'est ainsi qu'il faut tout d'abord modérer l'excès de la lumière aux enfants dont les yeux sont si sensibles, ne jamais tourner leurs berceaux du côté du jour, leur mettre un voile léger au dehors et ne leur permettre l'usage de la lumière artificielle que le plus tard possible, lorsque leurs yeux auront acquis une solidité et une résistance suffisantes; on évitera de la sorte bien des affections telles que conjonctivites, phlyctènes, etc.

On a accusé à tort la lumière d'être une cause de strabisme, en sollicitant les regards de l'enfant couché dans son berceau; ainsi que Donders l'a démontré, le strabisme convergent est presque toujours dû à l'hypermétropie, et la lumière, de même que les hochets ou objets brillants qui peuvent attirer les regards de l'enfant, est complètement innocente [1].

Plus tard et en toute occasion, il convient de ne jamais se placer en face du jour pour travailler. Une lumière trop vive fatigue la rétine, provoque des irritations superficielles ou profondes, du myosis, de la photophobie, et favorise le développement de la myopie.

L'absence de lumière augmente la sensibilité de

1. Page 24.

la rétine; mais une lumière éclatante, et la réverbération par une surface blanche (murs blanchis, grand'routes...), l'émoussent et en diminuent l'acuité. Aussi ne faut-il pas laisser pénétrer le soleil en trop grande quantité dans une pièce, et convient-il d'en atténuer l'éclat par des rideaux; il est bon également de ne pas travailler dans une chambre dont les murs sont tapissés d'une nuance trop claire...

Lorsque l'éclat lumineux est subit, comme celui d'un éclair, de la flamme d'un incendie, il peut se produire un éblouissement et quelquefois de l'amaurose plus ou moins persistante.

Lorsque l'action d'une lumière trop vive ou réfléchie par des surfaces trop blanches se prolonge, il s'établit des troubles visuels inflammatoires variés : ophtalmies, amblyopies, lésions de la choroïde et de la rétine... C'est pour cette raison que les affections inflammatoires sont si fréquentes dans les pays chauds, où la réverbération est permanente, les murs étant presque tous blanchis à la chaux afin d'éviter l'absorption des rayons solaires et de supprimer par là même une source nouvelle de calorique.

La neige dans les pays froids (soldats de Xénophon en Asie mineure, Lapons, Esquimaux.....) agit aussi en répercutant la lumière, et amène de nombreux cas d'amblyopie, d'héméralopie, et même de cécité.

Les effets occasionnés par une lumière intense

ne proviennent pas seulement de l'excès proprement dit de lumière, mais aussi des propriétés calorifiques inhérentes à la lumière solaire et aux sources lumineuses en général. Les milieux de l'œil étant perméables à la chaleur dans une certaine mesure, ils subissent à la fois l'influence lumineuse et l'influence calorifique, comme cela s'observe chez les individus exposés par leur profession à l'action d'une lumière ardente (verriers, fondeurs, cuisiniers).

Le passage brusque de l'obscurité à la lumière produit des éblouissements et des scotomes qui quelquefois peuvent persister un certain temps. Aussi les personnes qui ont la vue faible ou fatiguée feront bien d'éviter les transitions subites, comme par exemple lorsqu'en se réveillant le matin dans une chambre dont les volets sont fermés, elles s'exposent sans ménagement au choc de la lumière au moment de l'ouverture des fenêtres...

La lumière en frappant les yeux, agit en même temps sur les centres nerveux qu'elle excite plus ou moins énergiquement, et produit de la céphalée, des nausées..... Aussi les personnes atteintes de fièvre ou de migraine, éprouvent-elles un grand soulagement lorsqu'elles restent à l'abri de la lumière.

Les affections atrophiques ou paralytiques de l'œil exigent plus de lumière que n'en réclame l'état normal ; aussi est-on surpris de voir aujourd'hui encore un certain nombre de praticiens prescrire l'obscurité de la chambre noire dans le traitement de ces maladies.

Les individus atteints de cataractes et d'opacités de la cornée et des milieux de l'œil doivent particulièrement éviter le contact d'une lumière trop vive, en tournant le dos à la lumière et en portant des conserves.

CONSERVES. — Un des moyens hygiéniques par excellence à opposer à l'excès de lumière lorsque les yeux sont fatigués, dans les pays chauds ou dans les régions polaires, c'est de porter des conserves.

Quand la lumière est trop vive, l'irritation est surtout produite par les rayons jaunes et orangés qui ont le plus d'intensité. Les verres bleus à l'oxyde de cobalt ont pour propriété d'absorber complètement l'orangé et le vert et en grande partie le jaune du spectre, laissant passer dans toute leur force les rayons bleus, indigos, rouges et violets, qui sont les plus doux. Il convient donc de porter des verres bleus dans les cas d'hyperesthésie de la rétine par suite de rétinites ou choroïdites, ou bien lorsqu'on est exposé à une lumière trop intense.

Les conserves à verre d'urane ne conviennent que parce qu'elles ont la propriété d'absorber en grande partie les rayons calorifiques. Elles rendront donc des services aux yeux congestionnés, atteints d'iritis, de kératites... et à ceux qui sont exposés dans les pays chauds à une forte réverbération des rayons solaires, ou par suite de certaines professions à une lumière très intense (chauffeurs de chemins de fer, chauffeurs des usines....); il faut les préférer aux verres noirs ou bruns, qui s'échauffent facilement et qui viennent encore augmenter la quantité de calorique arrivant aux yeux.

Les teintes vertes plus foncées laissent passer une très grande quantité de rayons jaunes et orangés qui excitent la rétine plus que tous les autres rayons : on ne devra donc les utiliser que dans les cas de certaines amblyopies, d'atonie ou d'affaiblissement de la sensibilité rétinienne par atrophie incomplète, d'autant que la couleur jaune est celle que la rétine atrophiée distingue le plus longtemps.

Les conserves fumées sont d'un usage général aujourd'hui, seulement il faut qu'elles soient d'une teinte absolument neutre. Elles sont d'une grande utilité, dans les cas d'opacités du cristallin, dans les photophobies et toutes les fois qu'il s'agit de diminuer la quantité des rayons lumineux sans changer leur couleur. Il est indispensable que les deux surfaces du verre soient taillées bien parallèlement l'une à l'autre, de façon à ne pas déplacer les images.

Les verres jaunes ne nous paraissent pas indiqués pour atténuer les effets de la vive lumière, attendu qu'ils laissent passer une grande quantité de rayons irritants, n'évitant que le violet et l'ultra-violet. Ils peuvent agir dans certains cas spéciaux, comme par exemple lorsque l'œil est tellement hypéresthésié, qu'il ne peut apercevoir la lumière du jour sans éprouver de violentes douleurs névralgiques qui peuvent cesser par l'emploi de verres jaunes.

Fieuzal recommande beaucoup une teinte mélangée de jaune, de bleu et de noir de fumée comme exerçant une action calmante dans tous les cas d'hypéresthésie de la rétine. Nous ne pensons pas qu'on puisse adopter cette teinte comme préservatrice de la vue, attendu qu'elle modifie les rayons lumineux, au lieu d'en diminuer simplement l'intensité, comme le font les teintes fumées neutres, ou bien le mélange de noir et d'une petite quantité de bleu.

Les verres rouges laissent passer une grande quantité de rayons orangés et jaunes. Ils ne servent donc pas à la thérapeutique, mais seulement pour le diagnostic des paralysies musculaires et pour faire ressortir davantage la diplopie.

§ II. — *Eclairage artificiel.*

Aucune lumière artificielle ne peut égaler la lumière solaire, parce qu'elle contient toujours une plus ou moins grande proportion de rayons jaunes au détriment des rayons verts, bleus et violets; parce que par là même elle dégage une grande quantité de calorique; parce qu'elle émet de son foyer des rayons directs et réfléchis, au lieu de se répandre par diffusion dans toutes les directions ; et enfin parce qu'elle vacille en brûlant.

QUALITÉS. — Pour être bonne par conséquent, la lumière artificielle doit : 1° être suffisante, 2° ne pas aveugler, 3° ne pas chauffer et 4° ne pas vaciller.

La lumière artificielle qui contient le moins de rayons jaunes est la lumière électrique, dans laquelle les rayons bleus et violets sont prépondérants. Après la lumière électrique vient le pétrole, puis le gaz, et ensuite l'huile et les bougies. La quantité de chaleur qui se dégage de ces différentes sources de lumière est considérable ; ainsi l'huile donne à peu près 90 o/o de rayons thermiques ; le gaz a un pouvoir calorifique presque aussi élevé et qui est à peu près le double de celui de la lumière électrique.

LUMIÈRE ÉLECTRIQUE. — C'est donc la lumière électrique qui par ses qualités constitue le meilleur procédé d'éclairage artificiel. La lumière qu'elle produit est plus blanche que n'importe quelle autre et par là même est douée d'un pouvoir éclairant considérable, sept fois supérieur à celui du gaz et douze fois à celui d'une lampe à huile. Pour éviter les éblouissements, on doit faire usage de verres dépolis autour des foyers lumineux ; par ce moyen on enlève à peu près 23 o/o de lumière, et l'éclat se trouve proportionnellement amorti. Quant aux vacillations, elles sont considérables dans le procédé de lumière Jablochkoff, qui manque absolument de

fixité et fatigue beaucoup la vue; tandis que les
lampes à incandescence (fig. 26 et 27), alimentées

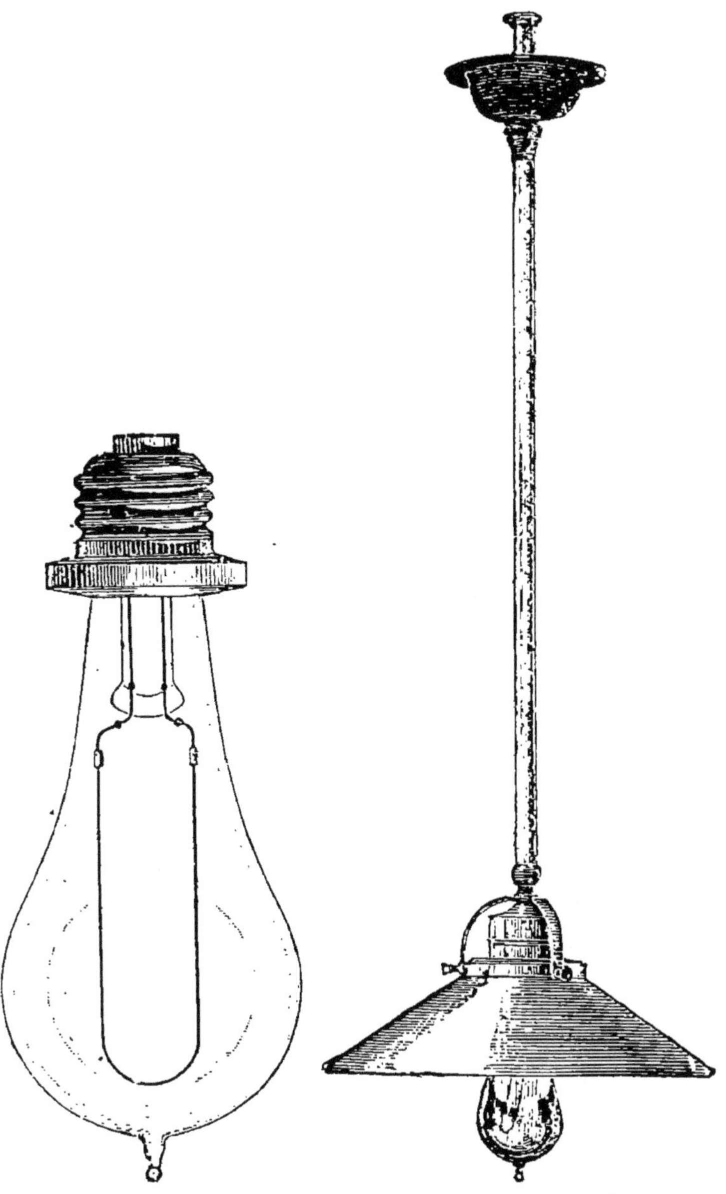

Fig. 26. — Lampes Edison
à incandescence.

Fig. 27. — Suspension en fer
pour une lampe électrique.

par des accumulateurs et dont l'intensité peut être réglée à volonté, sont parfaitement fixes et ne peuvent jamais éblouir. On peut encore, si l'on veut, en modérer l'éclat par des ampoules légèrement dépolies. Enfin, la lumière électrique modifie la perception des couleurs beaucoup moins que la lumière émanant du gaz, du pétrole, d'une lampe ou de bougies, par la raison que ces dernières sources lumineuses contiennent une grande quantité de rayons jaunes qui viennent transformer les teintes et empêchent une appréciation exacte des couleurs, surtout de celles qui sont foncées. C'est ainsi, par exemple, que le bleu paraîtra vert à l'éclairage au gaz, parce que la nuance jaune de la lumière du gaz se mêlant avec le bleu, produira sur la rétine une impression mixte de vert.

Cohn a fait des expériences qui prouvent que la lumière électrique améliore l'acuité visuelle et l'acuité pour les couleurs. Il a trouvé que les lettres, les taches et les couleurs sont aperçues à une distance beaucoup plus grande à la lumière électrique qu'à la lumière du jour ou à plus forte raison qu'à celle du gaz. Cohn en conclut que la lumière électrique peut être utile dans les endroits où l'on doit voir des signaux à une grande distance.

Par conséquent, la lumière électrique (lampe à incandescence, systèmes Edison, Swann, fig. 26), réunit tous les avantages que l'hygiène peut désirer dans un bon éclairage artificiel ; à part cependant les avantages économiques. Elle coûte cher et ne peut pas encore se diviser suffisamment, les plus petits foyers à arc se trouvant encore beaucoup trop puissants pour les usages domestiques et individuels. Il y a là un intéressant problème à résoudre pour la science et l'industrie, et un immense service à rendre, en arrivant à donner à tout le monde de la lumière électrique pratique et économique. Mais pour tous les usages publics (éclairage des rues, gares de chemins de fer, théâtres, administrations, magasins, etc...), il y a avantage à se servir d'une bonne lumière électrique bien fixe, et dont le foyer lumineux ne soit pas éblouissant.

Nous sommes cependant encore bien loin d'avoir réalisé ce désidératum dans l'éclairage des différents services publics.

Gaz. — L'éclairage au gaz des grands établissements exige, pour être suffisant, une immense quantité de sources lumineuses, produisant une lumière inférieure à tous les points de vue à celle de l'électricité et dégageant une quantité considérable de chaleur et des produits de combustion insalubres.

Le gaz produit une flamme dont la blancheur et la qualité dépendent de sa fabrication, c'est-à-dire de la quantité de carbone qu'il contient. S'il est trop carburé, l'excès de carbone déposé dans la flamme lui donne une coloration jaune et la rend terne ; s'il n'est pas assez carburé, le carbone ne se dépose pas en quantité nécessaire dans la flamme, pour lui donner l'éclat suffisant. Les inconvénients du gaz consistent dans la grande proportion de chaleur qu'il dégage et dans la quantité d'oxygène qu'il consomme. Ainsi d'après Dumas, un bec de gaz brûlant 158 litres de gaz en une heure, absorbe 234 litres d'oxygène pour produire par la combustion de son hydrogène et de son carbone de l'eau et de l'acide carbonique (128 litres) ; et pendant ce temps il élève la température de zéro à cent degrés centigrades. Pour qu'un éclairage au gaz soit hygiénique, il faut par conséquent qu'il produise le moins de chaleur possible et que les produits de combustion soient complètement éliminés.

Avant tout, il faut garantir les yeux contre l'action directe de la lumière, en rejetant absolument le système des becs dits à papillon (fig. 28), qui donnent une lumière on ne peut plus fatiguante par leurs incessantes vacillations ; et en se servant soit des abat-jour pour l'éclairage individuel, soit des globes dépolis pour l'éclairage de l'ensemble d'une salle. Le système qui consiste à placer des cheminées en verre bleu autour des flammes de gaz, afin d'en adoucir l'éclat, n'est pratique que pour certains cas particuliers dans lesquels la vue a besoin de ménagements, ou pour certains métiers comme ceux où l'on fait usage d'une lumière traversant des globes contenant une solution bleue de sulfate de cuivre. La lumière se trouve très atténuée par son passage à travers du bleu, qui a la propriété de diminuer dans une certaine mesure la vivacité des rayons jaunes de la flamme.

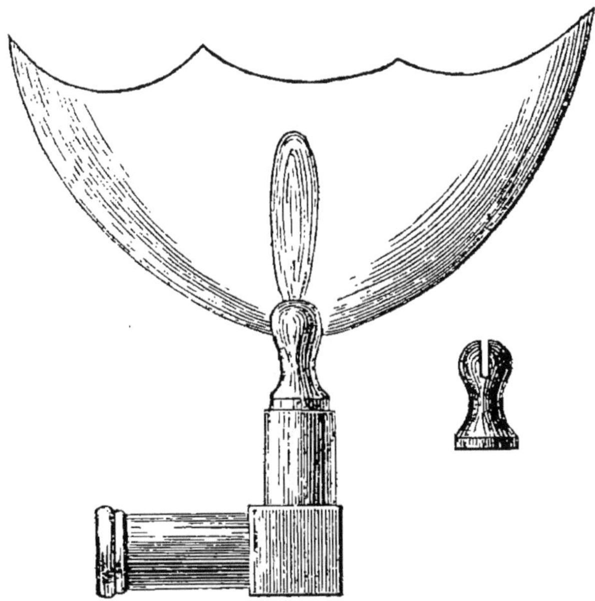

Fig. 28. — Bec de gaz dit à papillon.

Le système d'éclairage des théâtres au moyen d'un lustre central présente l'exemple le plus frappant de l'action directe de la lumière sur les yeux. Quand ces lustres sont garnis de lampes électriques fixes, douces et pas calorifiques, il y a moins d'inconvénients; mais lorsqu'il s'agit d'un lustre à gaz, comme c'est le plus souvent le cas, portant un nombre plus ou moins énorme de flammes vacillantes, chauffantes et frappant violemment les yeux, on est étonné de voir sacrifier de la sorte l'hygiène aux exigences de la mode, du brillant et de l'ornementation. Le système Locatelli, qui place le foyer lumineux hors de la vue, par-dessus un plafond transparent, est bon et donne un éclairage suffisant pendant la représentation, et qu'on peut renforcer pendant les entr'actes, si la chose est nécessaire. Mais tous les théâtres devraient être éclairés à la lumière électrique.

L'industrie a inventé un certain nombre de systèmes dans le but de modifier la lumière du gaz, en augmentant sa blancheur, en éliminant les produits de sa combustion.

Le système du docteur Wilsbach de Vienne est excellent à ce double point de vue ; il porte le nom de *gaz à lumière incandescente* et se compose d'une mèche trempée dans une solution d'oxyde de lanthane, de zirconium et d'autres substances qui sont le secret de l'inventeur. La flamme du gaz passe à l'intérieur de cette mèche qui la rend incandescente. La lumière ainsi obtenue est blanche, brillante et fixe comme la lumière électrique, et permet de distinguer les nuances les plus délicates. Cette mèche produit plus de lumière et moins de chaleur que le gaz. De plus, le gaz étant complètement brûlé ne se trouve pas vicié.

D'autres systèmes sont munis d'appareils ventilateurs qui entraînent les produits de combustion, et dans lesquels l'excès de chaleur est utilisé pour ventiler l'atmosphère. Signalons encore dans cet ordre d'idées la lampe à gaz *intensive*, système Wenham, basée sur le principe de la récupération de la chaleur produite par le brûleur, ce qui élève à une très haute température l'air d'alimentation de la flamme. La lumière produite est blanche, fixe, régulière, et la combustion du gaz est complète. L'anneau lumineux obtenu par la construction de ce système projette les rayons de la flamme verticalement de haut en bas, comme dans les lampes électriques à incandescence (fig. 27) sans ombre et sans perte de lumière provenant des différentes pièces d'appareil placées d'habitude au-dessous de la flamme.

ECLAIRAGE DOMESTIQUE. — Pour l'éclairage domestique, on se sert de bougies lorsqu'il s'agit d'éclairer pendant quelques instants, et de lampes à huile ou à pétrole pour l'usage ordinaire et permanent. Le pétrole et en général les huiles minérales et essences sont préférables à l'huile et même au gaz, au point de vue du pouvoir éclairant et calorifique. Ils tiennent le premier rang après la lumière électrique par la composition de leur flamme qui contient moins de rayons jaunes et calorifiques que celle du gaz; de plus ils dégagent peu de produits de combustion et sont excessivement économiques. La volatilité de ces produits, leur inflammabilité, leur odeur désagréable font qu'ils ne peuvent être utilisés en grand, et que même pour les usages privés et malgré leur bon marché, bien des personnes leur préfèrent les lampes à huile. Ces dernières constituent un mode d'éclairage suffisant pour les appartements, pour la lecture et les travaux de cabinet, surtout lorsqu'on n'a pas besoin d'un éclairage très éclatant. La lumière de la lampe est peu considérable, puisqu'elle ne contient que 10 0/0 de rayons lumineux, mais il faut néanmoins garantir les yeux contre son action directe qui est nuisible. On y arrive au moyen d'abat-jour, lorsqu'il s'agit d'éclairer seulement un espace limité, ou bien de globes dépolis pour un espace plus étendu. La combustion s'opère dans d'excellentes conditions grâce aux cheminées et au système qui régularise la flamme par l'apport de combustible et d'air.

Il est indispensable que l'éclairage artificiel soit très abondant et que les objets sur lesquels la vue doit s'appliquer reçoivent la plus grande quantité de lumière possible. Rien n'est préjudiciable à la vue comme un travail quelconque : lecture, écriture, couture, fait avec un éclairage insuffisant. Aussi faut-il éviter, dans les usages de la vie ordinaire, de placer le foyer lumineux sur une suspension trop élevée; il faut au contraire baisser cette suspension aussi bas que possible et en général toujours rapprocher la lumière des objets que l'on veut éclairer (fig. 29).

Les surfaces qui reflètent la lumière ne doivent
pas être blanches, on le comprend ; aussi faut-il
éviter les tapisseries ou les couleurs trop claires
dans les pièces où l'on doit travailler.

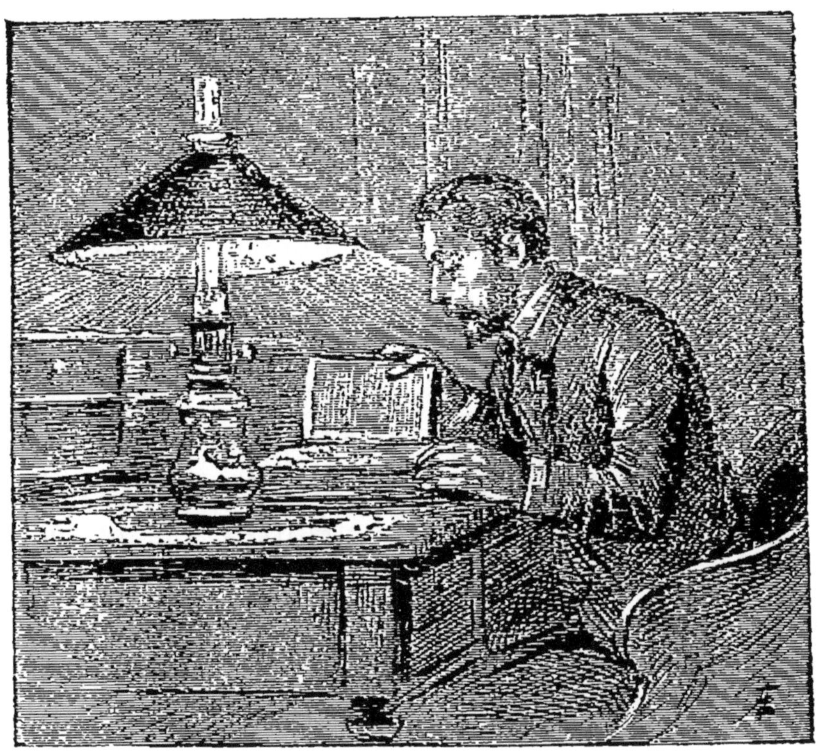

Fig. 20. — Éclairage domestique pour le travail.

Dans le chapitre suivant (*écoles*), nous repren-
drons cette question de l'éclairage, au point de
vue du mode d'installation des foyers lumineux
de quelque nature qu'ils soient.

CHAPITRE III

ÉCOLES

§ Ier. — *Influence des écoles sur la vue.*

L'école joue un rôle majeur dans la genèse et le développement de la myopie, et de certaines altérations visuelles asthénopiques ou autres.

Dans les écoles et en général dans tous les établissements où l'on écrit et où l'on travaille à la distance rapprochée, l'accommodation et la convergence agissent d'une façon soutenue et exagérée. Ces efforts se produisant chez des personnes prédisposées par une influence héréditaire ou de race, par un amincissement de la coque oculaire ou par un défaut d'équilibre entre les muscles extrinsèques de l'œil, amènent peu à peu un allongement de l'axe antéro-postérieur de l'œil, c'est-à-dire la myopie. L'état de la santé générale, l'affaiblissement de la constitution, l'anémie, influent aussi d'une manière sensible sur le développement de la myopie, chez les enfants, qui après une maladie se sont remis trop vite au travail, c'est-à-dire à une trop forte tension de l'appareil visuel. Il en est de même des diverses affections inflammatoires de la cornée et de la sclérotique qui distendent plus ou moins la coque oculaire et facilitent par là même le développement de la myopie.

L'hygiène de la vue est de la dernière importance dans les écoles où tout se fait par l'intermédiaire des yeux et où ces organes sont constamment en action, et tous les hygiénistes se sont occupés de cette question d'où dépend la conservation de la vue.

Nous ne sommes pas de l'avis de quelques-uns de nos confrères qui pensent que la myopie est la maladie pour ainsi dire spécifique de l'école, qu'elle y croît de classe en classe, au fur et à mesure que les études augmentent, et qu'elle se développe indistinctement sur les yeux emmétropes ou hypermétropes. Cohn a établi des statistiques à ce sujet, en observant avec beaucoup de soin une même série d'élèves au commencement et à la fin d'une année, et en constatant que le nombre de myopes s'était élevé de 1/20 à 15/20. Ott de Lucerne a fait des travaux analogues et est arrivé à des résultats du même genre.

En France, plusieurs savants partagent également cette façon de voir sur le développement et la progression de la myopie, de classe en classe et de toutes pièces. Fieuzal est arrivé, dans ses statistiques, à trouver que la progression de la myopie se fait d'une manière continue et régulière d'à peu près 0,50 dioptries annuellement.

Nous pensons qu'une pareille proportion est simplement due chez les Allemands à une influence de race dont les auteurs ne tiennent pas suffisamment compte. Les races, en effet, présentent certaines prédispositions, ainsi que l'a montré Lagneau, et c'est en vertu de ces prédispositions que l'excès d'accommodation peut agir dans d'aussi fortes proportions.

Dans l'établissement de ces statistiques, peut-être n'a-t-on pas suffisamment tenu compte de l'état de santé générale, de l'anémie et des affections oculaires concomitantes, circonstances qui concourent dans une grande mesure à favoriser la distension de l'œil et, par suite, le développement de la myopie. Très souvent en effet, nous avons vu des enfants très légèrement myopes (0,50 ou 0,75 dioptries) avant une maladie générale (fièvre typhoïde, scarlatine, pneumonie, etc...) devenir rapidement myopes à un degré plus élevé, s'ils étaient astreints trop tôt au travail après leur maladie.

Nous ne pensons donc pas, comme ces différents auteurs, que la myopie se développe toujours de toutes pièces sur un œil construit normalement; mais nous pensons que l'action permanente de l'accommodation et de la convergence, telle qu'elle s'exerce à l'école et dans les travaux à courte distance, ne peut qu'avoir la plus fâcheuse influence sur des yeux prédisposés à la myopie, en général sur les yeux médiocrement doués sous le rapport de l'acuité ou sensibles aux diverses influences, et même sur les yeux parfaitement normaux.

Il importe donc d'entourer la fonction accommodatrice de toutes les garanties désirables, pour qu'elle puisse s'accomplir sans détriment ou avec le moins de dommage possible.

§ II. — *Eclairage naturel.*

L'éclairage des salles de travail par la lumière solaire ne saurait être assez abondant, car lorsqu'il est insuffisant il oblige à se rapprocher et à faire des efforts d'accommodation et de convergence.

Mais il faut que sa distribution soit soumise à certaines règles :

Avant tout, il ne faut pas qu'il soit excessif et qu'il blesse la vue en provenant de face ; ni même en venant d'en bas, comme cela arrive avec des fenêtres descendant jusqu'au plancher et envoyant directement des rayons lumineux de bas en haut dans les yeux.

Des stores, des rideaux de différents systèmes, des persiennes, des verres dépolis, des murs peints en nuance pas trop claire (gris bleuâtre) permettront d'amortir l'action trop directe des rayons selon les besoins, le temps, la saison et l'orientation de la salle.

Il faut surtout que la lumière du jour soit répartie uniformément dans toute la salle et que l'élève placé au fond en reçoive autant que celui qui est placé près des fenêtres. La commission nommée en 1881, pour étudier cette importante question,

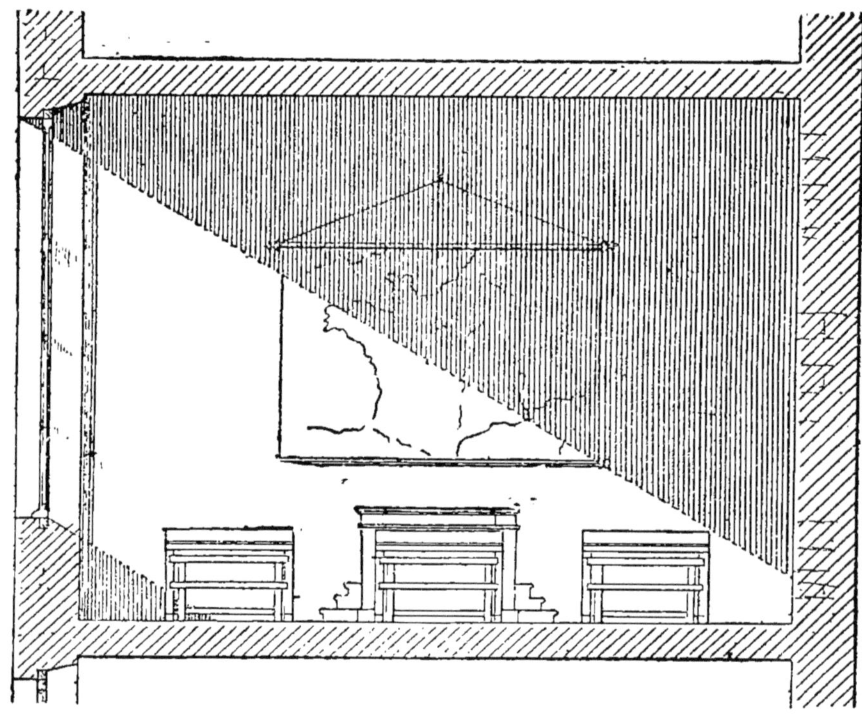

Fig. 30. — Éclairage unilatéral : la baie d'éclairage doit être assez grande pour assurer à toutes les places indistinctement la même quantité de lumière.

a conclu que de la place la moins favorisée, c'est-à-dire la plus éloignée des baies lumineuses, un élève doit voir le ciel dans une étendue verticale d'au moins 30 centimètres, comptée à partir de la

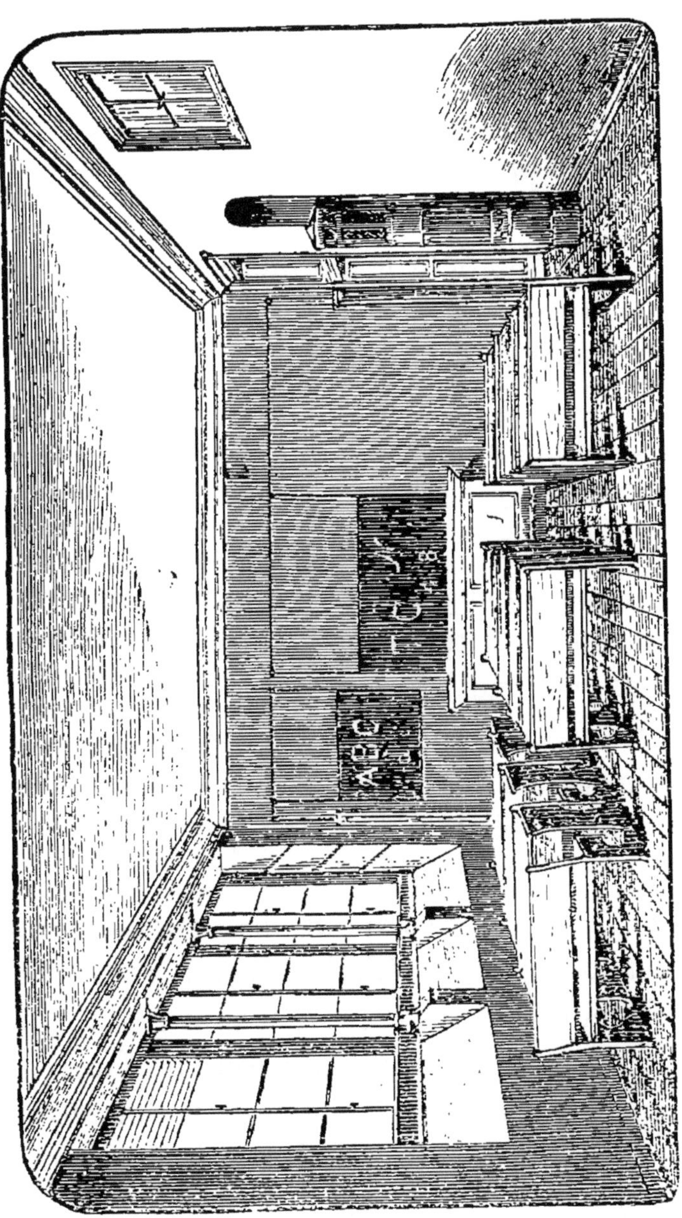

Fig. 31. — Éclairage unilatéral d'une école.

partie supérieure de la fenêtre (fig. 30). La commission n'a pas spécifié que l'éclairage dût être unilatéral ou bilatéral.

La plupart des hygiénistes s'accordent, avec E. Trélat, à le demander unilatéral et venant de gauche pour éviter l'ombre que la main droite ferait sur le papier si la lumière venait du côté droit. Lorsque les circonstances le permettent, on peut ménager à droite une baie qui reste close lorsque les élèves sont en classe et qui sert à pratiquer une large ventilation pendant les récréations, en restant ouverte en même temps que la baie de gauche opposée. C'est donc à l'éclairage unilatéral venant de gauche (fig. 31) qu'il faut donner la préférence, lorsqu'on peut l'appliquer largement et assurer par cette voie une distribution de lumière abondante pour tous. Quand les conditions d'installation des locaux ne permettent pas d'user de ce procédé, il faut suppléer à l'insuffisance de la baie de gauche, par l'éclairage bilatéral, et non pas au moyen de fenêtres placées derrière l'élève. Ces dernières ne seraient pas nuisibles pour les enfants; mais, comme le demande E. Trélat, il faut aussi songer au professeur et le protéger, comme ses élèves, contre les attaques directes du jour de face.

Lorsque l'éclairage est bilatéral, il doit être différentiel, c'est-à-dire que les baies de droite seront moins grandes que celles de gauche et descendront moins bas, de façon à ce que la lumière vienne en plus grande quantité du côté gauche, à ce que les yeux ne soient pas éblouis par le choc de ces deux lumières opposées et à ce que les ombres des mains écrivant de gauche à droite soient portées du côté droit par la lumière de gauche.

L'éclairage par en haut procure une très grande quantité de lumière, et devient très utile dans les salles de dessins, dans les manufactures, et lorsque les constructions voisines sont trop rapprochées pour permettre un accès suffisant de lumière latérale. Des stores permettent d'adoucir l'éclat de la lumière lorsqu'il est trop fort et qu'il devient une cause de chaleur. Les règlements interdisent en France l'éclairage des écoles par plafond vitré, qui ne permet pas une bonne et complète aération. Il devrait être réservé pour certains usages spéciaux (salles de dessin) ou bien lorsque l'éclairage latéral est très insuffisant et qu'il n'est pas possible d'y remédier autrement. Car ce qu'il faut éviter avant tout et par-dessus tout, c'est un éclairage insuffisant et lorsqu'on n'a plus que la ressource de l'éclairage par en haut, il faut y recourir plutôt que de donner aux yeux une ration lumineuse précaire et nuisible.

On a cherché à mesurer la proportion qui doit exister entre les dimensions des ouvertures et celles de la salle à éclairer. Lorsque l'éclairage est suffisant, on doit pouvoir lire facilement de n'importe quelle partie de la salle, des fins caractères à la distance de 0,33 centimètres. Nous avons vu que la commission française mesure l'éclairage par l'étendue du ciel visible de chaque place. Les différents procédés de photométrie ont pour but de mesurer la quantité de lumière

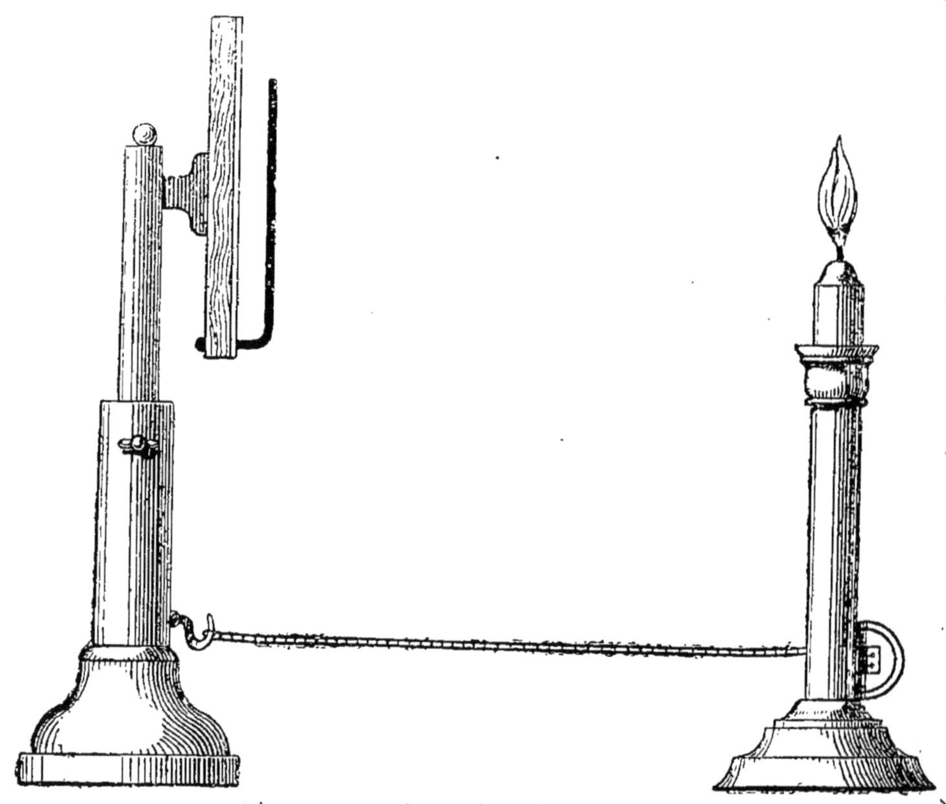

Fig. 32. — Photomètre de Bertin-Sans.

qui arrive directement à chaque place ; mais ils ne donnent pas encore des résultats bien exacts et sont pour la plupart d'un maniement assez délicat. Le meilleur de ces instruments est celui de Bertin-Sans (fig. 32), basé sur la mesure comparative des distances auxquelles l'ombre d'une tige opaque projetée sur un écran par une source définie de lumière (bougie, lampe Carcel), cesse d'être visible selon l'éloignement qu'on est obligé de faire subir à cette source lumineuse. On pratique de la sorte des mensurations dans toutes les parties d'une salle et on peut se rendre compte assez exactement de la somme de lumière qui parvient à chaque place. Pour que la proposition de la Commission (0,30 centimètres de ciel visible de toutes les places) reçoive son effet pleinement utile, il faut que le jour arrive aux places les plus éloignées, pur et indemne de toute déperdition provenant des murs voisins, des arbres, de la poussière des vitres, etc.....

Pour que ce résultat puisse être atteint, il est nécessaire que le bâtiment soit suffisamment dégagé du côté par lequel arrive la lumière. Javal estime que les maisons avoisinantes doivent être éloignées d'une distance égale au double de leur hauteur. Lorsqu'on fait des constructions nouvelles, il est donc indispensable d'avoir à sa disposition une grande étendue de terrain et lorsque cette question de proximité n'est pas réalisable conformément aux préceptes hygiéniques, il faudra placer les salles d'études aux étages supérieurs pour compenser d'autant les inconvénients provenant de la hauteur des murs voisins. Du reste, toutes les questions d'hygiène se tiennent les unes les autres et en faisant de l'hygiène spéciale à la vue, on en arrive toujours à faire de l'hygiène générale. C'est ainsi que la lumière largement assurée, les grands espaces qu'elle nécessite, le repos de la vue à certains intervalles, les exercices corporels, la gymnastique, etc., sont choses éminemment favorables à l'organisme entier en même temps qu'aux yeux, la santé générale étant toujours l'expression d'une harmonie et d'un équilibre parfaits entre les différents organes particuliers.

Pour que l'éclairage unilatéral, qui est le meilleur et le plus rationnel, puisse être utilement appliqué, il faut qu'il existe certaines proportions entre la surface éclairante des fenêtres, la profondeur et la surface de la salle. En effet, lorsqu'il s'agit d'une salle dont la largeur est considérable, si les fenêtres n'ont pas une hauteur suffisante, les personnes assises tout à fait à droite ne recevront qu'une lumière imparfaite et inférieure à celle qui arrive sans obliquité à la partie gauche, voisine des ouvertures (fig. 30).

Le règlement français prescrit que les fenêtres doivent avoir en hauteur les 2/3 de la profondeur de la salle; E. Trélat demande qu'elles en aient les 6/10 et Javal va jusqu'à la moitié. Nous sommes de l'avis de Javal et les chiffres réglementaires doivent être un minimum qu'il faut toujours dépasser quand c'est possible. Avec une hauteur égale à la moitié de la profondeur, la partie droite de la salle éloignée de la fenêtre, sera assurée de recevoir encore l'accès direct de la lumière, et non pas des rayons déjà réfléchis et par conséquent une lumière inférieure, comme avec des fenêtres moins élevées. Quant à la proportion à établir entre la surface éclairante et la superficie de la salle, il n'y a pas de chiffre officiel, et on doit se baser sur la quantité du ciel visible de chaque place. On admet en général que cette proportion est suffisante lorsque la surface éclairante est le 1/4 de la surface du plancher ; mais plus on égalisera ces deux surfaces, lorsque cela sera possible, et mieux on agira. En tous cas, le bord supérieur des fenêtres doit toujours se trouver le plus près possible du plafond et le bord inférieur ne doit jamais descendre jusqu'en bas, afin d'éviter, comme nous l'avons déjà dit, la fatigue de la vue par l'action directe d'une lumière venant de bas en haut et n'allant pas éclairer préalablement la table de travail, le papier ou les livres : le règlement dit que les fenêtres doivent s'arrêter au moins à $1^m 20$ du plancher.

Les conditions dans lesquelles doivent être observés ces différents rapports entre la surface éclairante et les dimensions de la salle sont souvent difficiles à réaliser. C'est pourquoi, bien que l'éclairage unilatéral soit préférable en général, on a le plus souvent recours dans la pratique à l'éclairage bilatéral, en ayant soin que les ouvertures de droite ne descendent pas jusqu'aux yeux des élèves, comme nous l'avons expliqué plus haut.

§ III. — *Lecture. Ecriture.*

D'autres motifs peuvent encore obliger à regarder de près et provoquer par là même des efforts d'accommodation, par exemple : les livres d'étude dont l'impression est si souvent mauvaise. C'est Javal qui a surtout étudié cette question de la *lisibilité* et qui est arrivé à fixer les limites en deçà desquelles un livre cesse d'être lisible sans inconvénient. Ce sont ses conclusions qui ont été adoptées par la commission de 1881 : Les livres doivent être imprimés sur papier blanc ou de teinte légèrement jaunâtre; ils ne doivent pas être imprimés plus fin qu'en huit interligné d'un point; les lignes doivent avoir de 7 à 8 centimètres de longueur au maximum pour abréger autant que possible les mouvements des yeux; les lettres doivent être suffisamment espacées et ne pas dépasser le nombre de 7 par centimètre, et tout livre qui, éclairé à un mètre par une bougie, cesse d'être lisible pour une bonne vue à la distance de 80 centimètres, doit être refusé; il en est de même pour les atlas, dont les cartes, posées verticalement à un mètre d'une bougie, ne seront plus lisibles pour un œil normal à la distance minimum de 40 centimètres. Les cartes murales destinées à être vues de loin doivent être imprimées avec des lettres qui seront toutes d'une égale lisibilité. Plus les caractères sont gros (lettres normandes ou grasses) indépendamment de leur hauteur, plus ils sont espacés, et plus ils sont lisibles.

Les livres allemands imprimés en caractères gothiques qui se distinguent difficilement les uns des autres, sont d'une lisibilité défectueuse. Serait-ce là un des facteurs qui interviennent dans le développement considérable de la myopie scolaire en Allemagne ? Cohn est de cet avis et va même jusqu'à recommander l'usage de la sténographie pour obvier aux inconvénients de l'écriture.

L'écriture peut donner aux enfants des attitudes vicieuses lorsqu'elle n'est pas soumise à certaines règles dans les débuts. La tête s'incline instinctivement du côté gauche pour suivre les mouvements de la pointe de la plume (fig. 33), et à la longue si l'on n'y prend garde, cette attitude peut amener des déviations de la colonne vertébrale (fig. 34). Dransart pense que l'inclinaison de la tête, en gênant la circulation intra-oculaire par la compression des jugulaires, peut jouer un rôle capital dans l'évolution de la myopie, les parois de l'œil arrivant à se distendre sous l'influence de la pléthore sanguine. Cette façon d'envisager la genèse de la myopie est peu partagée. L'inclinaison souvent répétée de la tête est une chose nuisible, parce qu'elle augmente les efforts d'accommodation en rapprochant les yeux de l'ouvrage, et parce qu'elle entraîne le développement de déviations et de déformations.

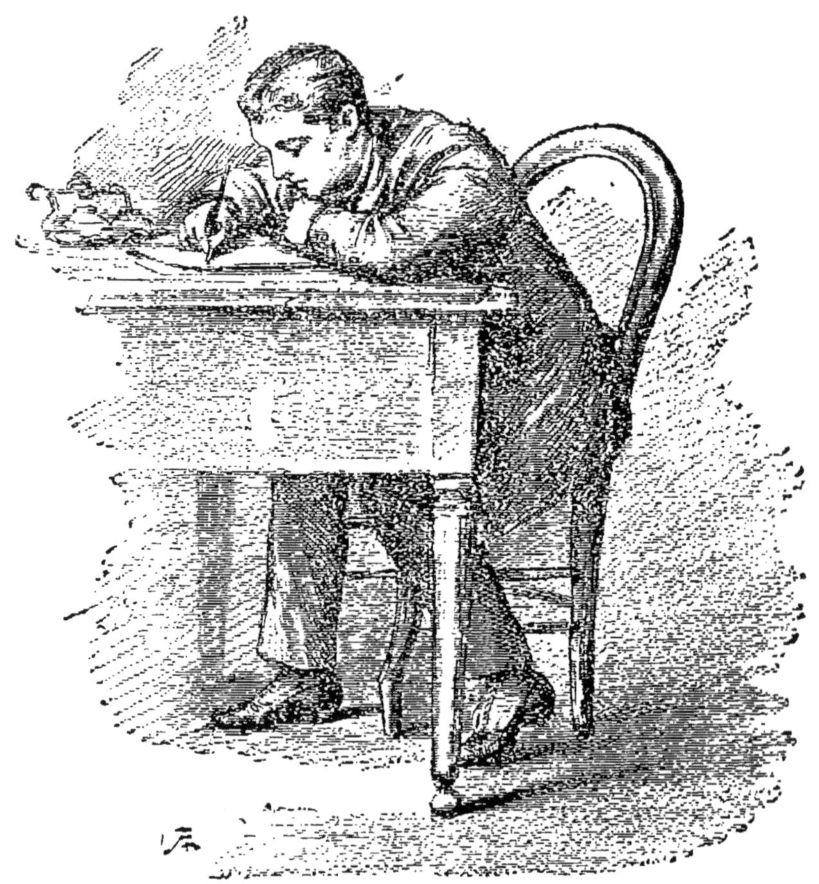

Fig. 33. — Attitude vicieuse.

Aussi la commission, pour éviter ces dangers, a-t-elle recommandé la formule indiquée par Georges Sand : *écriture droite sur papier droit, corps droit* (fig. 35). Cette formule implique par conséquent qu'il faut défendre à l'enfant de s'approcher de son cahier. S'il persiste à le faire, c'est qu'il est déjà atteint de myopie et alors il faudra prendre d'autres mesures dont nous parlerons plus loin.

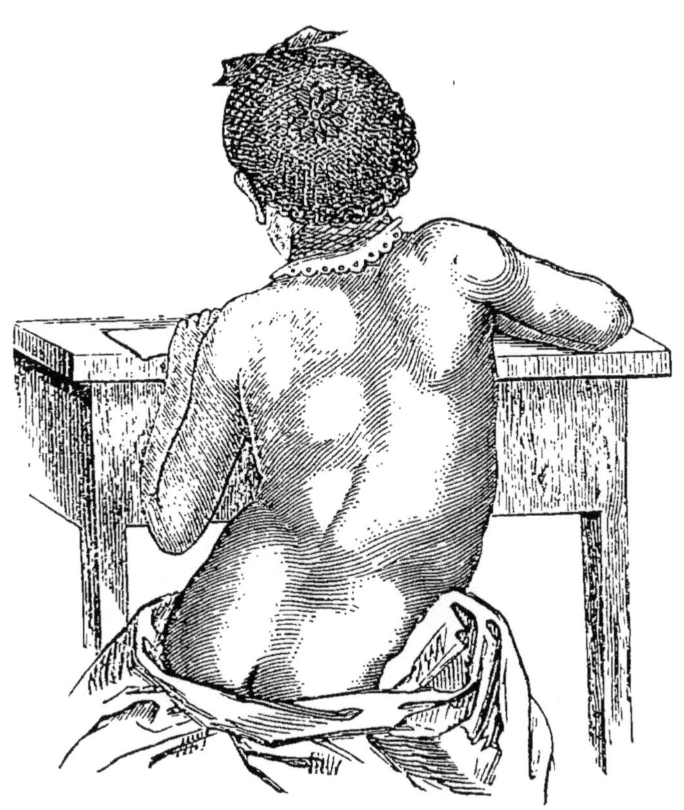

Fig. 34. — Déviation de la colonne vertébrale développée sous l'influence d'une attitude vicieuse habituelle.

L'enseignement de l'écriture doit être retardé pour les jeunes enfants, à qui l'on doit donner pour commencer des ardoises mobiles, grandes et d'un quadrillage d'au moins 8 millimètres, en ne leur permettant jamais de lire ou d'écrire à une distance inférieure à 0,25 ou 0,33 centimètres.

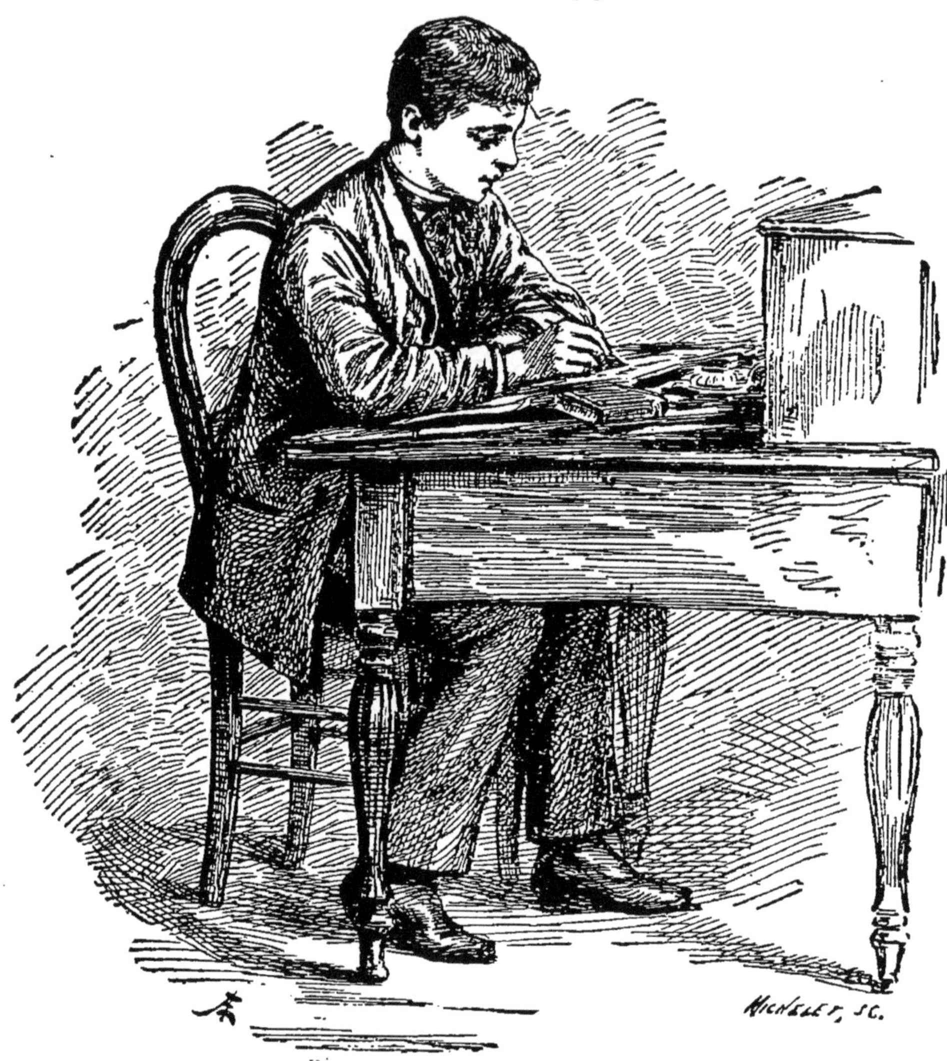

Fig. 35. — Bonne attitude.

§ IV. — *Mobilier scolaire.*

Quant au mobilier scolaire, il joue un rôle important dans la question qui nous occupe, puisque son agencement défectueux peut faire que l'élève se trouve entraîné à prendre des attitudes vicieuses et à tenir la tête et les yeux trop rapprochés de la table de travail. Il faut que par suite du mode de construction des bancs et des tables, l'enfant se trouve astreint à se tenir droit et à ne pas approcher la tête à plus de 0,33 centimètres. On comprend que les dimensions du mobilier doivent varier suivant l'âge, c'est-à-dire suivant la grandeur du corps. Les bancs doivent être à distance négative, c'est-à-dire à bord dépassant la verticale tombant de la table, afin d'aider à la bonne tenue pour l'écriture, de soutenir l'avant-bras et de permettre d'appuyer le dos contre le dossier. La table sera inclinée de 15 degrés et pourra glisser pour permettre à l'élève d'accéder facilement à sa place ; les dossiers doivent être inclinés et les tables construites pour deux places au plus. Pour la distance qui sépare la table du banc (distance entre le coude et le siège), elle sera à peu près de 1/8 de la longueur du corps ; pour celle qui doit exister entre le banc et le plancher, elle sera d'à peu près le 2/7 de la longueur du corps. Il y aura des traverses accessibles aux pieds, calculées de façon à ce que l'enfant puisse se tenir droit, les épaules parallèles au bord de la table et les pieds reposant à plat sur le plancher ou sur les traverses (fig. 36).

On voit que de cette façon l'enfant se trouve

comme encastré dans une carapace solide qui l'empêche de prendre telle ou telle attitude vicieuse et le force à se tenir droit. On a imaginé plusieurs appareils dans le but de maintenir la tête droite chez les enfants qui, malgré tout, persistent à conserver une mauvaise position (fig. 37).

Toutes ces prescriptions sont observées aujourd'hui dans la construction des écoles nouvelles ;

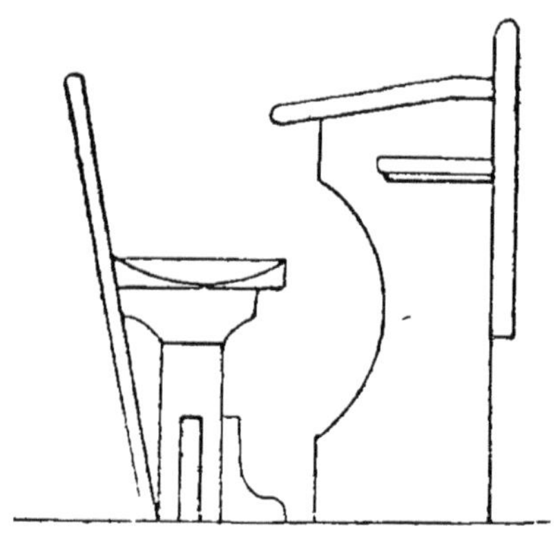

Fig. 36. — Table d'école.

il est à souhaiter que les anciennes constructions soient aménagées dans le même sens et ne restent pas pourvues d'installations rétrogrades et nuisibles.

Ces questions d'hygiène scolaire ont préoccupé depuis longtemps les médecins hygiénistes et oculistes ; c'est à leurs travaux et à leurs efforts et particulièrement en France, à ceux de Javal, E. Trélat, Riant, Perrin, Fieuzal, Gariel,..... que l'on doit la réforme et la réglementation de l'éclairage et du mobilier des écoles, questions qui autrefois étaient malheureusement abandonnées à l'arbitraire le plus complet.

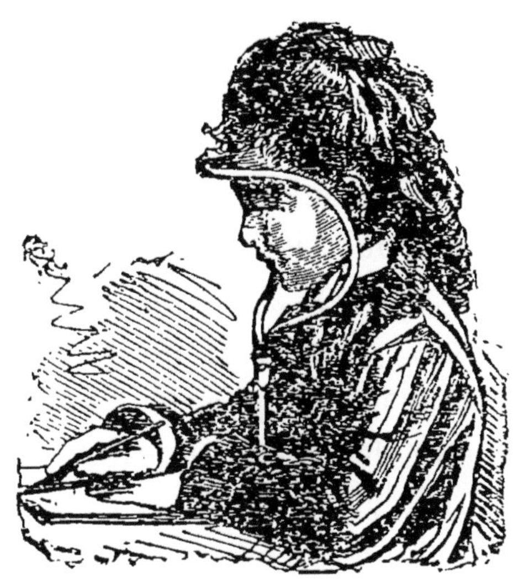

Fig. 37. — Appareil de Kallmann pour fixer et maintenir la tête à une bonne distance de la table de travail.

§ V. — *Vue des élèves.*

Il est un élément dont nous n'avons pas encore parlé et qui réclame toute notre attention, c'est *la vue des élèves.* Lorsqu'on voit un enfant persister dans des attitudes vicieuses, s'approcher de son ardoise ou de ses livres malgré toutes les observations, lorsqu'il présente une écriture toujours irrégulière ou embrouillée, lorsqu'il ne peut voir ce qui est tracé sur le tableau, lorsqu'il commence à loucher dans un sens ou dans l'autre..... il ne faut pas le punir ni persister dans la voie des remontrances ; c'est que cet enfant est atteint d'un vice de réfraction, et il faut en aviser les parents ou le médecin scolaire pour qu'on puisse prendre des mesures spéciales. Du reste, tous les jeunes gens qui entrent dans une école devraient apporter le diagnostic précis de leur acuité visuelle et de leur réfraction. A l'aide de ce document, le médecin scolaire pourrait prendre les précautions nécessaires et donner à l'instituteur les instructions appropriées. C'est ainsi que les élèves doivent avant tout être placés d'après leur faculté visuelle, ceux qui voient le mieux pouvant sans inconvénient être reculés aux places éloignées, et au contraire ceux dont la vue est défectueuse devant occuper les places voisines du professeur, des tableaux et des cartes ; places qui d'habitude sont réservées aux élèves ayant obtenu les premiers rangs dans les compositions ou les meilleures notes.

Enfin, le port des verres pour les myopes doit être obligatoire. Il existe dans le public, et même encore chez certains médecins, des préjugés indéracinables au sujet du port des lunettes que l'on veut retarder le plus souvent, et surtout qu'on ne veut porter que pour voir de loin, alors que dans tous les cas de myopie moyenne il faut en garder à demeure. C'est là une mesure indispensable, si l'on veut empêcher les progrès de la myopie et prévenir les complications. On s'y refuse très souvent, convaincu que la myopie s'améliore avec l'âge et ignorant absolument qu'elle est une vraie maladie susceptible d'aggravation et de complications graves. On ne saurait croire à quel point cette erreur et ce préjugé sont invétérés dans le public, et combien de fois ou s'empresse de ne pas suivre les prescriptions médicales même lorsqu'on les a sollicitées. En France on n'aime pas les lunettes, on consent bien à porter un pince-nez, mais de temps en temps seulement. Il y a lieu de réagir contre cette tendance funeste, d'éclairer le plus possible le public afin qu'il sache bien les dangers auxquels il s'expose, et puisque dans les écoles on peut exercer une action réelle, il faut y veiller à ce que les élèves myopes suivent bien leur *traitement,* car c'est là le vrai mot pour exprimer l'action des lunettes. Dans les cas de myopie faible sans astigmatisme, jusqu'à environ deux dioptries, la vision s'exerce entre 0,20 et 0,25 centimètres ; on n'a pas besoin alors de lunettes pour le travail, et il suffira de porter un pince-nez pour voir de loin le tableau ou les cartes. Lorsque la myopie devient plus forte, il faut absolument obliger les enfants à porter constamment des lunettes appropriées qui leur permettent de voir à 0,25 centimètres. Le pince-nez devra être interdit dans ce cas, parce que, soit qu'il ne tienne pas solidement sur le nez, soit que l'enfant s'amuse à le quitter de temps en temps, il ne reste pas à demeure devant les yeux et lorsqu'il n'y est pas, cela permet des efforts accommodatifs qu'il a pour mission d'éviter le plus possible. Avec des lunettes, pas d'inconvénients de ce genre, et alors pour voir de loin, dans les myopies très fortes, on pourra ajouter un pince-nez par-dessus les lunettes afin d'obtenir de la sorte un numéro plus élevé permettant la vue à distance. En général, le numéro pour voir de loin est le double de celui qui suffit pour voir de près. Par exemple, pour une myopie de 10 à 15 dioptries, on prescrira probablement à l'enfant des lunettes de 5 à 7 dioptries pour le travail, par-dessus lesquelles il placera un lorgnon de 5 à 8 dioptries pour voir à distance.

L'hypermétropie latente ne sera jamais corrigée, l'accommodation suffisant à cette tâche. Quant à l'hypermétropie absolue, on ne la neutralisera pas complètement et les verres prescrits ne serviront que pour le travail et devront être changés à peu près tous les deux ans, au fur et à mesure que la partie manifeste de l'hypermétropie augmentera. En somme, le port constant des lunettes devra être surveillé lorsque le médecin l'aura recommandé ; dans tous les autres cas, l'emploi permanent des verres devra être interdit.

Les examens périodiques des jeunes gens atteints d'une anomalie de la réfraction sont indispensables afin de s'assurer que de nouvelles précautions ne sont pas nécessaires et que, grâce au traitement et aux mesures prophylactiques, l'amétropie est restée stationnaire.

La commission de 1881 a du reste demandé que les médecins scolaires soient tenus de procéder une fois par an à un examen de ce genre, et de faire un rapport constatant les résultats, et signalant les cas de myopie acquise et les progrès des myopies précédemment reconnues.

§ VI. — *Eclairage artificiel.*

Le public et les parents accusent volontiers le travail au gaz d'être une cause de fatigue de la vue, et c'est journellement que l'on est consulté à ce sujet.

Selon nous, il ne faut pas incriminer la qualité de l'éclairage artificiel des écoles, des ateliers et des bureaux, mais bien le mode d'installation des foyers lumineux. Le gaz n'est pas un mauvais éclairage lorsqu'il est bien installé, et il faut bien constater que dans presque tous les colléges et établissements scolaires les conditions hygiéniques de l'éclairage artificiel sont déplorables.

Dans les salles d'études où un certain nombre d'élèves sont réunis pour travailler, faut-il éclairer la totalité de la salle ou bien la place même où le travail doit s'effectuer ? La réponse à cette question se fait d'elle-même. Il faut éclairer le plus abondamment possible le travail de chaque individu, et pour cela il faut que le foyer lumineux ne soit pas plus éloigné de la personne qui écrit, qu'une lampe ordinaire; c'est-à-dire qu'il doit se trouver placé à une hauteur de 0,30 à 0,40 centimètres

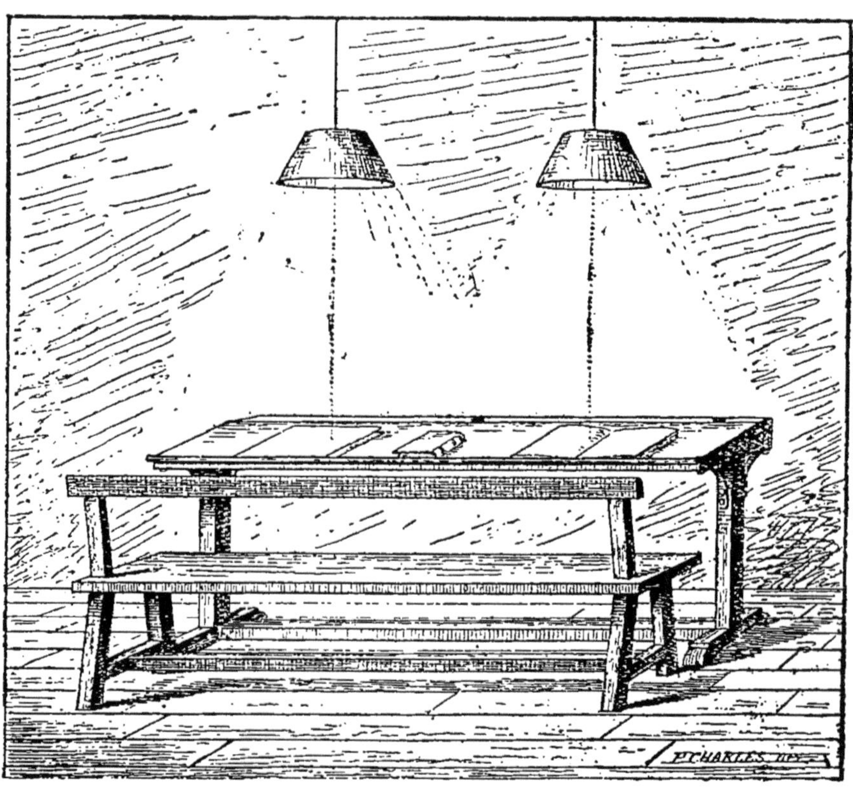

Fig. 38. — Eclairage défectueux.

environ, muni d'un large abat-jour renvoyant toute la lumière sur le livre ou le papier, et garantissant les yeux contre l'action directe de la lumière (fig. 38 et 39).

Au lieu de cela, que voit-on dans la plupart des établissements scolaires ? Une grande salle éclairée par quatre, six ou huit becs de gaz, placés à un mètre et souvent à deux mètres au-dessus des tables, éclairant assez bien l'ensemble de la salle, mais

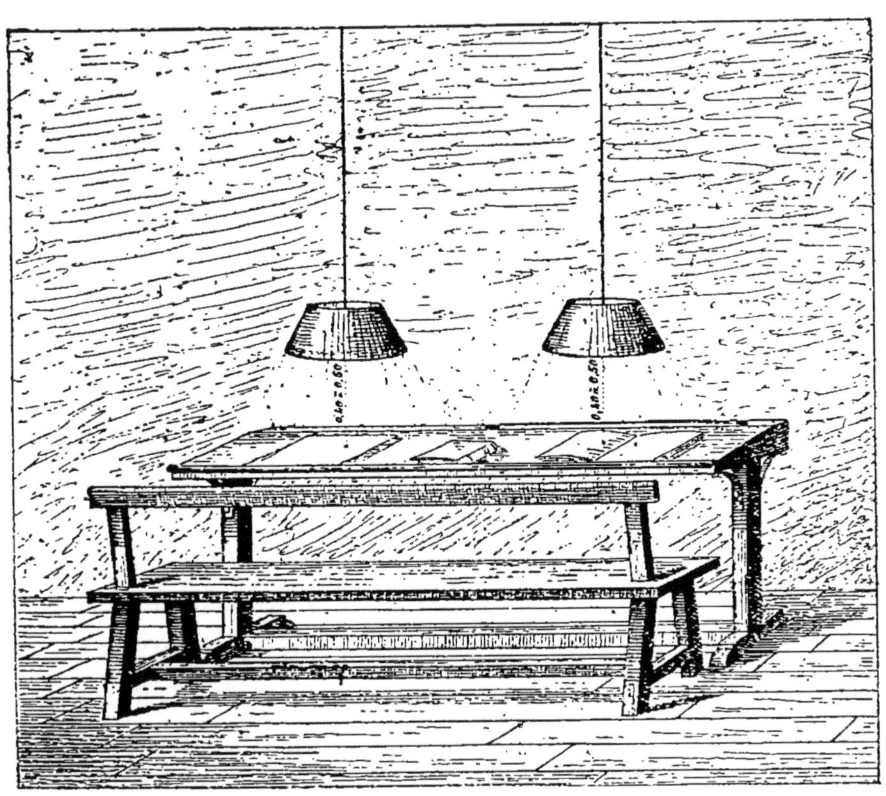

Fig. 38. — Bon éclairage.

très mal la place du travail. De là des attitudes plus ou moins penchées, des efforts d'accommodation, et des inflammations diverses : tout cela dû non pas au gaz lui-même, mais à son insuffi-

sante répartition. On a reproché certains inconvénients au système que nous préconisons, entre
autres : celui de dégager près des yeux une somme
de chaleur considérable et nuisible et contre laquelle l'abat-jour ne protège qu'imparfaitement.

Mais on peut remédier à cet inconvénient en
adoptant soit le système Barbès qui fonctionne à
l'Ecole normale et qui enlève et utilise le calorique pour la ventilation de la pièce, au moyen
d'un tube ventilateur adapté à chaque bec de gaz;
ou bien en se servant d'un des systèmes imaginés
pour donner à la lumière du gaz de la blancheur,
de la fixité et diminuer la production de calorique.

On a aussi reproché au mode d'éclairage individuel d'être trop intense et de fournir un excès
éblouissant de lumière blanche non consommée.
Mais il n'est pas nécessaire dans les écoles que
l'éclairage de près soit exclusivement individuel,
comme dans les imprimeries par exemple où chaque
ouvrier a son bec de gaz placé près de son ouvrage.
On peut placer une source lumineuse à la gauche
de chaque rangée de trois ou quatre élèves; ou
bien encore, comme dans les salles d'étude il n'est
pas nécessaire que les regards soient tous tournés
vers le professeur comme dans les salles de classe,
il est possible d'y organiser telle disposition qui
permette par exemple de grouper un certain nombre
d'élèves autour du même foyer lumineux, circu-
lairement par exemple, afin qu'aucun d'eux ne

reçoive la lumière de droite. Le groupement par six, sans entrer dans les détails de son installation, nous paraît être celui qu'il ne faut pas dépasser pour que l'éclairage reste excellent.

Les partisans du système opposé placent les foyers lumineux à une certaine hauteur, 1 mètre ou 2 mètres au-dessus de la tête des élèves, dans le but de soustraire ces foyers aux regards errants qui pourraient en être blessés et d'éviter leur action calorifique.

Encore une fois, ce procédé peut être bon pour envoyer de la lumière dans une salle dont toutes les parties indistinctement doivent être éclairées, comme dans les classes du soir, les amphithéâtres, en ayant soin de concentrer à l'aide de réflecteurs une abondante quantité lumineuse sur les parties qui doivent plus spécialement être regardées (les tableaux et les cartes). Mais lorsqu'il s'agit du travail individuel (écriture, lecture, devoirs, copie...) à quoi bon éclairer indistinctement toutes les parties de la salle, autrement que pour faciliter la surveillance, au détriment de la partie qui en a surtout besoin ?

L'éclairage à foyers élevés ne donne qu'un éclairage individuel insuffisant, à moins cependant que la source lumineuse ne soit plus puissante que le gaz, comme la lumière électrique, qui en raison même de son éclat pourra sans inconvénient être placée à une plus grande hauteur que le gaz.

Ce que nous venons de dire des écoles n'est que l'application spéciale des règles générales qui doivent présider à l'installation de l'éclairage toutes les fois qu'il s'agit d'effectuer un travail quelconque à une distance rapprochée (bureaux, ateliers, administrations, cabinets de travail, etc.....). Ces règles peuvent se résumer ainsi :

1) Lumière aussi abondante que possible.

2) Protection des yeux contre l'action de cette lumière.

3) Suppression des inconvénients inhérents à la lumière même (calorique, viciation de l'air, ombres.....).

SECTION II

PROFESSIONS

CONSIDÉRATIONS GÉNÉRALES. — Au point de vue des yeux, on peut diviser les professions en deux grandes classes : celles qui exigent certaines qualités de la vision et pour lesquelles l'absence ou la perversion de ces qualités est incompatible ou nuisible ; et celles où le sens de la vue ne joue qu'un rôle accessoire ou secondaire. Dans la première catégorie, nous rangerons les professions militaire et navale ; la peinture, la sculpture, l'architecture, la gravure,..... en général les professions qui comportent des travaux de lecture et d'écriture : télégraphie, chemins de fer, horlogerie, bijouterie, typographie et lithographie, etc.....

Pour pouvoir remplir les fonctions inhérentes à ces différentes professions, il faut être doué d'une vue excellente et en tout cas exempte de certains défauts.

Lorsqu'on embrasse certaines carrières publiques, on est obligé de justifier des capacités visuelles indispensables pour y assurer un bon service. Il n'en est pas de même pour les professions privées, et c'est ainsi qu'on les adopte souvent avec des vices de réfraction qui s'aggravent rapidement, amènent des complications sérieuses et compromettent définitivement la vue. Il est de la plus haute importance d'étudier exactement la force de la vue de chaque individu qui veut se consacrer à tel ou tel état. L'examen des yeux est tout aussi indispensable pour les carrières privées que pour celles de l'État.

Les parents doivent toujours demander à un médecin si la vue de leur enfant est suffisamment bonne pour exercer la profession de leur choix. En général cela ne se passe pas ainsi et les considérations que nous venons d'exposer n'entrent pour rien ou presque rien lorsqu'il s'agit de choisir une carrière.

Que l'on fasse donc pour la vue ce que l'on fait pour la santé générale, pour la vaccination par exemple, et qu'on exige des certificats attestant une aptitude visuelle conforme aux obligations professionnelles. A défaut de cette exigence si rationnelle des chefs d'établissements, que les parents aient plus de sollicitude pour la vue de leurs enfants et qu'ils ne les engagent pas dans une carrière qu'ils devront abandonner un jour, alors qu'ils seront peut-être définitivement incapables de faire autre chose. De leur côté les chefs d'établissement ont un double intérêt à n'accepter que des individus pourvus de certificats relatifs à l'état de vue. D'abord ils sauront qu'il ne faut pas confier à certains d'entre eux des services qu'ils assureraient d'une manière défectueuse, et ensuite, en cas d'accidents, les anomalies et les défauts de la vue constatés antérieurement par des certificats ne pourront pas être invoqués comme étant la conséquence de ces accidents.

La deuxième catégorie des professions n'exige pas des qualités spéciales de la vision; c'est-à-dire qu'on peut les embrasser avec une vue moyenne, et sans qu'il soit besoin d'en préciser le degré d'acuité, la portée, etc....

L'emmétropie, l'hypermétropie latente et la myopie à distance sont autant de variétés de réfraction qui laissent une force visuelle suffisante pour répondre aux besoins réclamés par les différentes occupations. Les vices de réfraction plus prononcés demandent à être corrigés pour permettre l'usage de la vision indispensable dans tous les états quels qu'ils soient. Mais les professions qui ne s'exercent pas au moyen du concours constant d'une vision fine et solide n'en comportent pas moins certaines influences plus ou moins nuisibles pour les yeux contre lesquelles il est utile de pouvoir se garantir.

DIVISIONS. — Nous étudierons les diverses professions dans l'ordre suivant:

1° Celles pour lesquelles on exige certaines conditions visuelles (*Armées de terre et de mer, chemins de fer,* etc.....).

2° Celles qui provoquent le développement de troubles divers : myopie, nystagmus, paralysies, etc.

3° Celles qui produisent des traumatismes.

CHAPITRE PREMIER

PROFESSIONS EXIGEANT DES CONDITIONS VISUELLES DÉTERMINÉES

Ces professions sont : la profession militaire, la profession navale et celle des chemins de fer. Il nous a paru logique et conforme à notre sujet de ne pas nous en tenir simplement à l'hygiène oculaire proprement dite de ces professions, mais encore d'étudier et d'apprécier les règles qui ont servi de base pour la détermination des conditions exigées. Nous ferons cette étude pour ces trois professions en donnant surtout certains développements à la profession militaire, qui aujourd'hui ne peut plus à proprement parler être considérée comme une profession, mais bien comme un état social spécial duquel tout le monde est appelé à faire partie, à un moment donné et à un titre quelconque.

ARTICLE PREMIER

ARMÉE DE TERRE

§ Ier. — *Qualités visuelles*

Un bon soldat doit pouvoir distinguer nettement de loin le soldat ennemi, pour en faire son point de mire et en surveiller les positions et les mouvements. En outre, il doit reconnaître à distance l'espèce de troupes qu'il aperçoit et être apte à faire un bon éclaireur et à exécuter sûrement les différents services dont il peut être chargé en campagne, isolément ou en masse.

Il est donc indispensable qu'il soit doué tout d'abord d'une acuité visuelle suffisamment bonne à longue distance.

Il est nécessaire aussi qu'il puisse voir en même temps en face et autour de lui, pour mesurer l'étendue du terrain, reconnaître les mouvements et les dispositions de l'ennemi, voir ce qui se passe à sa droite ou à sa gauche : son champ visuel doit par conséquent être suffisamment étendu. Il faut encore que ses yeux ne soient pas atteints de lésions matérielles, congénitales ou acquises, qui en pervertissent le fonctionnement régulier et les facultés principales, à savoir : Vision simple, appréciation exacte des dimensions, des formes, des distances, des positions, des reliefs, de la perspective, etc..... En somme, il faut qu'il soit doué de cette qualité décrite par Cuignet sous le nom de *coup d'œil professionnel*.

Lorsque nous disons que le soldat doit réunir toutes ces conditions, nous donnons au mot *Soldat* un sens générique qui résume les différentes unités faisant partie de l'armée à un titre quelconque; c'est-à-dire que les conditions que nous venons d'énumérer doivent être également et à plus forte raison l'apanage des officiers et surtout des officiers d'état-major, en un mot, de tous ceux dont le rôle consiste pour ainsi dire à voir pour les autres. Depuis l'année dernière, le Ministre de la guerre a prescrit que la vue des officiers de tous grades serait examinée annuellement par les médecins des corps, et le résultat de cet examen consigné sur les notes des officiers.

Les différentes conditions visuelles exigées dans l'armée ont été exposées dans l'instruction du Conseil de santé du 27 février 1877 sur les maladies, infirmités ou vices de conformation qui rendent impropre au service militaire. Cette instruction approuvée par le ministre a réglementé les diverses lésions et infirmités oculaires qui motivent l'exemption définitive prononcée par les conseils de revision, ou la réforme lorsque le sujet est sous les drapeaux. Mais quelles qu'elles soient, dit l'instruction, lorsque ces lésions réduisent l'acuité de la vision au-dessous de 1/4 du côté de l'œil droit, ou de 1/2 du côté de l'œil gauche, ou bien lorsqu'elles occasionnent une diminution de la moitié environ de l'angle temporal du champ visuel, elles rendent impropre au service militaire, à moins que l'amblyopie, dépendant d'une altération de la réfraction, ne puisse être corrigée par des verres.

Il y a donc d'une part un certain nombre de lésions de l'œil et de ses annexes, qui par leur seul fait rendent impropre au service militaire, sans qu'on tienne compte de l'état de la vision ; nous ne nous en occuperons pas dans ce travail. La règle générale qui a servi fort justement de base au Conseil de santé pour les apprécier a été d'écarter de l'armée tous les individus atteints d'affections à marche progressive.

D'autre part, certaines conditions visuelles entraînent l'inaptitude, quelles que soient les lésions concomitantes :

1° Une acuité visuelle au-dessous de 1/4 à droite et de 1/2 à gauche, que cette diminution provienne de n'importe quelle cause (myopie, hypermétropie et astigmatisme, défaut de transparence des milieux réfringents ou de leurs surfaces de séparation, affections du nerf optique ou des membranes profondes) ; sauf le cas où l'acuité provenant d'un vice de réfraction se trouverait relevée après la correction par des verres appropriés.

2° Une diminution de la moitié de l'angle temporal du champ visuel, quelle qu'en soit la cause.

3° Une myopie supérieure à six dioptries.

Perrin a fait un travail très important sur l'examen de la vision devant les conseils de revision, qui sert de guide aux médecins experts en traçant d'une façon détaillée et précise les règles d'après lesquelles doivent se déterminer l'acuité visuelle, les états amétropiques et en décrivant les procédés dont on doit se servir pour observer les altérations des différents milieux de l'œil et des membranes profondes, et pour déjouer les tentatives de simulation.

A l'époque où Perrin rédigeait ce travail (1872), on ne connaissait pas encore la kératoscopie. Cette méthode a été imaginée par M. le médecin principal Cuignet, puis vulgarisée par les travaux de MM. le professeur Chauvel, Parent, Mangin, Chibret, Leroy..... Elle fournit un procédé aussi rapide que suffisamment exact pour diagnostiquer les vices de réfraction et même pour en mesurer le degré.

Notre sujet ne nous permet pas la description de ce procédé, mais nos lecteurs désireux de l'étudier en trouveront une étude détaillée publiée par Parent[1]. Cette question est également exposée très clairement par Galezowski et Daguenet[2], par Chauvel[3] et par Chibret[4].

---

1. Parent, *Recueil d'ophtalmologie*.

2. Galezowski et Daguenet, *Diagnostic et traitement des affections oculaires*. Paris, 1887.

3. Chauvel, *Précis de l'examen de l'œil et de la vision*.

4. Chibret, *Archives d'ophtalmologie*, n° 2, 1886.

On n'a pas toujours un optomètre à sa disposition dans les conseils de revision, et puis les méthodes objectives d'exploration sont infiniment préférables aux méthodes subjectives, en raison de la garantie qu'elles présentent contre les tentatives de simulation, d'exagération ou de dissimulation. Or, parmi ces méthodes objectives, il n'en est aucune qui puisse être comparée à la kératoscopie comme simplicité, rapidité et facilité d'exécution. Les services qu'elle peut rendre, surtout aux médecins militaires, sont immenses ; aussi ne saurait-on assez insister pour qu'elle soit vulgarisée par tous les moyens possibles. Elle demande une certaine délicatesse, comme toutes les manœuvres ophtalmoscopiques, mais elle est d'une application bien plus facile par exemple que le procédé basé sur le sens du déplacement des vaisseaux rétiniens, et une fois qu'on en possède la théorie et la pratique, on arrive à diagnostiquer vite et sûrement tous les vices de réfraction , leurs degrés, la différence de réfraction des différents méridiens, c'est-à-dire la nature et le sens des astigmatismes. C'est pourquoi nous recommandons instamment le procédé kératoscopique à nos confrères appelés à expertiser pour des vices de réfraction. Il en est de même du procédé par l'image droite. Kératoscopie et image droite, voilà deux méthodes objectives qui, bien appliquées, ne laissent plus aucun doute dans l'esprit de l'observateur. Les résultats sont exacts à 1/2 dioptrie près ; le sujet observé n'a pas à intervenir ni à répondre ; la nature et le degré de l'amétropie sont définis et précisés aussi scientifiquement que possible et il n'est besoin pour cela que d'un ophtalmoscope à réfraction et d'un miroir plan ou concave, instruments que l'on peut avoir continuellement sur soi pendant une tournée de revision, et dont le maniement s'acquiert assez vite en examinant un certain nombre de malades pendant quelque temps.

ACUITÉ VISUELLE. — Le chiffre de 1/4 que Perrin a proposé après un grand nombre d'expériences et qui a été adopté en France comme limite de l'acuité visuelle de l'œil droit, est basé sur les exigences et les conditions ordinaires du service militaire. Un soldat doit à 300 mètres reconnaître des militaires isolés, des sentinelles, compter les files d'un peloton et apprécier les mouvements de l'ennemi. Or on a trouvé qu'un homme qui n'a plus que 1/4 de son acuité visuelle pourra encore à 300 mètres distinguer le corps d'un homme dont la largeur est à peu près de 0,30 à 0,35 centimètres. Le résultat expérimental est du reste conforme à la théorie, qui apprend qu'un objet vu sous un angle de 4 minutes (mesure d'une acuité de 1/4), se trouve avoir à 300 mètres un diamètre d'environ 0,35 centimètres. Donc à une distance de 300 mètres, avec un éclairage suffisamment bon, une acuité visuelle réduite à 1/4 pourra suffire à la rigueur à un soldat pour les principales obligations de son service. Mais pour distinguer à cette même distance de 300 mètres des objets de moindre diamètre que celui du corps de l'homme, il sera indispensable de posséder une acuité proportionnellement supérieure à 1/4; il en sera de même pour viser et distinguer ce qui se passe à une distance au delà de 300 mètres, comme cela arrive souvent. De sorte qu'un soldat ayant seulement à sa disposition une acuité de 1/4, ne pourra rendre des services que s'il est toujours placé dans les conditions que nous avons indiquées: objets de 0,30 à 0,35 centimètres à distinguer à une distance de 300 mètres. Du moment que cette proportion n'existe plus, que la distance augmente ou que les objets diminuent, la vision sera défectueuse et par suite l'homme ne fournira plus un bon service; il deviendra éclaireur et sentinelle incertains, tireur hésitant et perdra toute confiance en lui-même. Nous trouvons donc, et avec bien des auteurs, que le chiffre de 1/4, qui peut être suffisant dans certains cas, ne l'est plus quand il s'agit de certains services spéciaux (tireurs, éclaireurs), pour lesquels une excellente acuité visuelle est indispensable. Actuellement l'autorité militaire, comme le dit Barthélemy [1], conserve toute liberté

1. Barthélemy, *Examen de la vision devant les conseils de revision dans la marine et l'armée.* 1 vol. in-16, 1889 *(Bibliothèque scientifique contemporaine).*

d'action pour la répartition des sujets, suivant l'aptitude qu'elle leur reconnaît au service de telle ou telle arme. L'instruction ministérielle de 1873 pour l'exécution de la loi de réorganisation de l'armée dit bien : « On devra choisir pour l'infanterie les hommes les mieux doués sous le rapport de l'agilité, *de la vue,* en un mot de l'harmonie qui doit exister entre toutes les fonctions. » Cette instruction donne une indication en ce qui concerne la vue, mais d'une façon trop vague. Aucun règlement n'est venu préciser la nature des épreuves à faire subir pour le classement des hommes, d'après le degré de leur fonction visuelle. De sorte qu'aucun triage n'est pratiqué à ce point de vue et que les hommes sont répartis dans tel ou tel service, sans qu'il soit tenu aucun compte de la qualité de leur vision.

Dans plusieurs armées étrangères ainsi que nous l'a fort bien exposé le docteur Nicati[1], on pratique une sélection de ce genre. En Russie, en Danemarck, en Allemagne..., on pratique des examens particuliers pour chaque spécialité militaire ; et on établit plusieurs catégories d'acuité et de myopie suivant les exigences des différents services. En Russie, on pratique même des examens périodiques de la vue dans les compagnies de tirailleurs d'élite afin de s'assurer que l'acuité visuelle n'a pas

1. Nicati, *Archives d'ophtalmologie,* 1882.

subi de modifications préjudiciables à la qualité des tireurs. De plus, le chiffre de l'acuité exigé est, dans presque toutes les armées, supérieur au nôtre. Ainsi en Allemagne il faut avoir une acuité supérieure à 1/2 pour être incorporé dans le service actif; avec une acuité de 1/2 inclusivement et jusqu'à 1/4 exclusivement, on est classé dans la réserve, et en règle générale, un bon œil, fût-ce l'œil gauche, suffit. pour les services autres que celui du fusil, pouvu que l'autre ne soit pas aveugle.

En Angleterre, l'acuité doit être de 1/2, en Danemarck de 2/5, en Suède de 1/2, en Russie de 2/3.

Le congrès international réuni à Bruxelles en 1875 avait discuté cette importante question de l'acuité visuelle nécessaire pour le service militaire, et avait conclu à une acuité de 2/5 pour le service armé et de 1/4 pour les services auxiliaires.

Giraud-Teulon, dans la discussion qui a eu lieu sur ce sujet à l'Académie de médecine, avait insisté pour qu'on ne descendît pas au-dessous de 1/2 dans le service armé. Nous pensons avec Perrin que le chiffre de 1/4 est suffisant pour les besoins généraux de la vie militaire et qu'on a eu raison d'aller jusqu'à cette limite minima, qui permet d'utiliser une grande quantité d'individus dont les services auraient été perdus sans cela. Il n'y a donc pas lieu selon nous d'exiger une acuité supérieure à 1/4 pour le service militaire en général.

Seulement, les hommes n'ayant qu'un 1/4, ou n'ayant pas au moins 2/5 par exemple, devraient être classés dans des services où leur vue serait suffisante (*Infirmiers, ouvriers d'administration, train des équipages...*); et l'on ne devrait incorporer dans les corps où l'acuité de la vue est appelée à jouer un rôle important, que les hommes pouvant y rendre de bons services à toutes les distances et ayant une acuité comprise entre 2/5 et 1, et au delà. Il serait donc utile que la répartition des hommes dans les différents services fût faite d'après certaines règles relatives à leur fonction visuelle. Le comité de santé fixerait dans une instruction les conditions à réaliser pour les différentes armes; l'acuité visuelle des hommes serait mesurée avant l'incorporation et non plus après l'arrivée au régiment, comme cela se pratique maintenant; le résultat de cet examen serait consigné au dossier de l'individu, et c'est d'après ces données que serait faite la répartition du contingent dans les différents services. Actuellement les hommes reconnus bons par le conseil de revision sont répartis d'après leur taille par exemple, et la détermination de leur acuité visuelle n'a lieu que par la suite et n'a d'autre valeur que celle d'un simple renseignement sur l'état physique.

Le désidératum que nous exprimons est du reste conforme aux principes hygiéniques qui veulent qu'un organe soit utilisé suivant ses aptitudes.

Quant aux engagements volontaires, le choix de l'engagé pour telle ou telle arme devrait être subordonné à son acuité visuelle, de même qu'il l'est toujours à sa taille et à d'autres considérations physiques. Certaines conditions visuelles, qui ne permettent pas le service de guerre proprement dit, peuvent néanmoins être compatibles avec ce qu'on appelle le service auxiliaire; elles sont prévues par l'instruction de 1877 et donnent une assez grande latitude pour utiliser dans une mesure étendue les hommes absolument impropres à tout service armé.

Portée visuelle. — La portée visuelle est la qualité qui permet à la vue de s'exercer au loin. Elle dépend de l'acuité, de la réfringence de l'œil et de certaines aptitudes individuelles. On admet que lorsqu'un œil voit à 15 pieds le numéro 15 de l'échelle typographique, il doit aussi voir à 50 pieds le numéro 50, le numéro 100 à 100 pieds, etc.....

La portée visuelle est ou bien une qualité congénitale de l'œil, comme chez les peuples sauvages qui vivent au grand air et qui ont une vue perçante et des perceptions lumineuses d'une grande délicatesse; ou bien elle tient à l'éducation et à l'exercice de la vue, comme chez les habitants des plaines, les chasseurs, les marins, etc..... Le service militaire ne pourra que développer la portée visuelle chez les soldats, par les nombreux exercices en plein air dans lesquels la vision doit s'exercer;

A ce titre, les grandes manœuvres, les services en campagne, etc...., sont d'excellentes pratiques d'hygiène oculaire.

MYOPIE. — Autrefois le port des lunettes n'était pas réglementaire dans l'armée. L'instruction qui était encore en vigueur en 1873 disait : « Le myope devra pouvoir lire à une distance très rapprochée du nez sans verres, ou à 25 centimètres avec des verres biconcaves (numéro 6 ou 7) et distinguer les objets éloignés avec les mêmes verres, ou lire à une distance minima de 5 mètres, les gros caractères d'imprimerie avec des biconcaves numéro 4. »

L'homme qui remplissait les trois conditions de cette épreuve était exempté. L'instruction de 1877 tient compte du degré et des complications de la myopie. « La myopie régulière ou vraie ne rend impropre au service qu'autant qu'elle est supérieure à 1/6, ou compliquée soit d'insuffisance musculaire ou accommodative, soit de lésions du fond de l'œil. Les lunettes devenaient donc indispensables dans l'armée, pour relever l'acuité visuelle à distance chez ces myopes, qui sans verres correcteurs sont de vrais amblyopes. En effet, un myope de une dioptrie a déjà perdu 1/2 de son acuité, et cette diminution de l'acuité se manifeste en proportion directe du degré de la myopie et dans une progression assez rapide. Le congrès de Bruxelles réclamait le port des lunettes et chargeait les médecins des différentes nations d'insister près de leurs gouvernements dans le but d'obtenir cette autorisation. Une circulaire ministérielle de 1879 autorise en France le port des lunettes à verres concaves et cette excellente mesure permet d'utiliser les services d'une très grande quantité de jeunes gens, et notamment de la partie la plus instruite du contingent. Car la myopie, on le sait, est très fréquente dans les écoles, qui en favorisent le développement chez les sujets prédisposés. Pourquoi donc éloigner de l'armée tous les myopes qui peuvent, après correction de leur amétropie, remplir tous les devoirs de leur fonction ?

Dans la discussion de 1875 à l'Académie de médecine, c'est l'avis de Perrin qui a prévalu : « Toutes les fois, a-t-il dit, qu'il est possible, sans danger pour l'œil, de restituer la vision éloignée à l'aide des verres, on doit se prononcer pour l'admission. » Cette manière de voir paraît conforme à la fois aux intérêts de l'armée et à ceux de l'hygiène. En effet, les degrés de myopie faible et moyenne compris entre 1 et 6 dioptries donnent après correction une acuité visuelle suffisante et les myopies simples de 6 dioptries, une fois corrigées, donnent la plupart du temps une acuité presque normale. Les statistiques de M. le professeur Chauvel[1], qui portent sur plus de 1,800 cas, sont on ne peut plus probantes à cet égard.

1. Chauvel, *Archives de médecine militaire*, février 1886.

De plus, ces mêmes statistiques prouvent encore que pour les myopies de 1 à 6 dioptries, ce sont les lésions staphilômateuses du premier et du deuxième degré (lésions du premier degré 2 fois sur 5, du deuxième degré 1 fois sur 10) qui dominent; les lésions plus graves du troisième degré s'observent à peine 2 fois sur 100.

Le port des lunettes a donc rendu un immense service à l'armée en lui fournissant du même coup un nombre considérable de soldats valides et en général instruits, perdus pour elle sans cela. Les lunettes ont quelques inconvénients : les verres peuvent se briser, se ternir et tomber; ils produisent en outre une certaine diminution du champ visuel. Mais ces inconvénients sont peu de chose en comparaison des services rendus, et ils disparaissent pour la plupart lorsqu'on est habitué au port des verres.

L'admission des myopes jusqu'au degré de six dioptries, nous paraît conforme aux intérêts de l'hygiène. En effet, la myopie devient progressive et dangereuse lorsque ceux qui en sont atteints se livrent à des occupations exigeant l'exercice de la vision rapprochée et lorsqu'ils ne peuvent se soustraire à l'influence des causes qui ont engendré leur vice de réfraction. Dans la vie militaire, ils ne seront plus exposés à ces influences : ils vivront au grand air, leur vue s'exercera continuellement sur des objets éloignés et, grâce à ce genre d'occupations, la myopie restera stationnaire et exempte de complications.

Il sera utile dans l'exploration ophtalmoscopique que l'on fera chez les myopes, dans le but de rechercher l'existence des lésions staphilômateuses, d'examiner également avec soin la région de la macula. Une lésion maculaire, si minime qu'elle soit, doit rendre impropre au service, et il peut se faire que cette lésion ne siégeant pas au point visuel *(fovea centralis)*, ne se révèle par aucune modification de l'acuité visuelle et passe inaperçue. En Allemagne, la myopie doit être inférieure à 6 dioptries pour conférer l'aptitude au service; lorsqu'elle atteint ce chiffre, elle détermine l'inaptitude définitive. Tous les hommes qui sont dans l'obligation de faire usage de verres pour corriger leur vision sont classés dans les services de réserve, sauf dans le cas où ils ont déjà contracté l'habitude du port de lunettes.

HYPERMÉTROPIE. — L'hypermétropie doit être considérée comme une cause d'amblyopie permanente irrémédiable. Elle motive l'exemption et la réforme toutes les fois que l'acuité est inférieure à 1/4 à droite et 1/12 à gauche.

La constatation de l'hypermétropie suffit pour entraîner l'inaptitude, sans qu'il soit nécessaire d'en mesurer le degré, du moment que l'acuité est au-dessous du chiffre réglementaire. Il est certain qu'un abaissement de l'acuité au-dessous de 1/4 indique toujours un degré élevé d'hypermétropie, lorsque cet abaissement ne provient pas d'une autre cause que l'hypermétropie.

Une diminution de l'acuité au-dessous de 1/4 indique en général une hypermétropie supérieure à 6 dioptries, étant donnée la puissance réfringente du cristallin à l'âge de 20 à 25 ans ; réfringence qui peut être assimilée à celle d'une lentille convexe de 6 dioptries, et qui à elle seule n'a pas suffi pour combler le déficit de réfraction statique. Cette règle ne nous paraît pas devoir être absolue dans tous les cas. Il peut se faire que la force de réfringence d'un cristallin soit inférieure à 6 dioptries pour des causes passagères et indépendantes de l'amétropie, comme par exemple lorsque l'accommodation est affaiblie ou paresseuse.

En tout cas, l'Instruction nous paraît avoir trop généralisé, en déclarant atteint d'amblyopie irrémédiable, tout hypermétrope dont l'acuité est au-dessous de 1/4, indépendamment du degré de son hypermétropie. Ainsi que nous l'avons observé très souvent, la correction par les verres relève l'acuité dans des proportions sensibles. Dans l'hypermétropie forte, l'amblyopie peut résister à la correction par les verres convexes ; mais alors, est-ce bien à un arrêt de développement des éléments rétiniens qu'il faut attribuer une amblyopie de ce genre, et ne faut-il pas en chercher la cause dans un astigmatisme concomitant ? Les verres convexes corrigent parfaitement bien l'hypermétropie et relèvent l'acuité dans des proportions sensibles. Quel inconvénient y aurait-il donc à autoriser le port des verres convexes aussi bien que celui des verres concaves ?

Souvent à la suite de fatigues, l'accommodation devient insuffisante pour neutraliser l'hypermétropie qui dès lors devient manifeste. Ces conditions défavorables ne se rencontrent pas dans la vie militaire. Un soldat hypermétrope à un degré léger ou moyen se trouvera placé dans d'excellentes conditions hygiéniques, en raison des exercices et du travail aux longues distances, qui en ménageant son accommodation la maintiendront longtemps intacte. En général jusqu'à 6 dioptries, il n'est pas toujours nécessaire de porter des verres correcteurs pour voir au loin. Ce n'est en moyenne qu'à partir de 6 dioptries que l'accommodation fait défaut de loin comme de près. De sorte que la plupart du temps les lunettes convexes ne seraient nécessaires que pour la vision et le travail aux distances rapprochées. Du reste, elles constituent dans ce cas l'hygiène principale des hypermétropes qui se préservent ainsi des accidents asthénopiques.

La réglementation du port des verres convexes entraînerait naturellement des modifications dans le texte de l'Instruction, relativement au degré de l'hypermétropie qui serait fixée à six dioptries. Ce chiffre est du reste celui qui a été adopté par presque toutes les puissances étrangères, et presque sans discussion par le Congrès de Bruxelles.

La détermination du degré de l'hypermétropie constituera une épreuve exacte, comme celle de la myopie, et présentera toutes les garanties désirables. Tandis qu'il nous paraît moins concluant de se prononcer seulement d'après la simple constatation de l'hypermétropie, accompagnée d'une épreuve subjective d'acuité.

ASTIGMATISME. — L'Instruction ne précise pas le degré d'astigmatisme nécessaire pour conférer l'inaptitude; elle dit simplement : « L'astigmatisme qui complique habituellement la myopie et l'hypermétropie, confère l'exemption et la réforme lorsqu'il abaisse l'acuité visuelle au-dessous de 1/4 à droite et de 1/2 à gauche. » Les astigmatismes légers n'ont qu'une minime influence sur l'acuité visuelle, mais ils rendent déjà irrégulière la perception des objets; au-dessus de une dioptrie, la diminution de l'acuité est plus sensible; mais en général jusqu'à 4 dioptries à peu près, la correction par les verres cylindriques relève suffisamment le chiffre de l'acuité.

Il est assez difficile de préciser le degré d'astigmatisme qui sera ou non compatible avec le service militaire. On ne peut pas par exemple fixer pour les méridiens isolément myopes ou hypermétropes le chiffre de 6 dioptries, comme lorsque tous les méridiens sont également hypermétropes ou myopes, les conditions n'étant plus les mêmes dans les deux cas. Mais on aurait peut-être pu établir une distinction entre les astigmatismes simples, composés et mixtes.

Le Congrès de Bruxelles et d'après ses conclusions plusieurs nations ont conclu que « l'astigmatisme entraîne l'exemption quand par l'emploi des verres sphériques les plus convenables, on ne parvient pas à établir une acuité supérieure à celle qui est exigée ». Nous ne partageons pas cette manière de voir et nous sommes d'avis, que pour obtenir une acuité réglementaire, la correction sphérique est insuffisante et qu'il faut absolument pour cela avoir recours à la correction cylindrique. De même que la myopie faible exerce une influence dépressive sur l'acuité visuelle, de même l'astigmatisme même léger produit un certain trouble de la vue par la déformation des objets, et ce trouble est d'autant plus accusé que l'axe de l'astigmatisme est oblique et que dès lors, l'espèce de fente sténopéique obtenue par la contraction des paupières n'amène plus une correction suffisante. Il faut donc toujours, à partir de une dioptrie, corriger l'astigmatisme qui est une amblyopie corrigible dans bien des cas. Le port des verres cylindriques est assez difficile à réglementer dans l'armée, bien qu'aujourd'hui l'outillage des opticiens soit bien perfectionné. Mais il faut que ces verres aient une position fixe au devant des yeux; l'individu qui les porte doit tourner la tête et non les yeux lorsqu'il veut regarder de côté, afin de ne pas changer les rapports existant entre les méridiens de l'œil et l'axe du cylindre. De plus, les lunettes cylindriques sont d'un prix assez élevé, toutes conditions assez difficiles à réaliser dans l'armée. Aussi en général, les astigmates qui ont besoin de porter des verres cylindriques ont-ils été avec raison écartés de l'armée. Mais dans certains services, pour certaines catégories comme par exemple les engagés volontaires et surtout les écoles, ne pourrait-on pas admettre les astigmates légers et corrigibles en les autorisant à porter à leurs frais des verres cylindriques? Tel est du reste l'avis de Chauvel qui dit[1]: « En doit-il être de même pour les engagés volontaires et pour les candidats aux écoles militaires qui se présentent à l'examen, pourvus de verres sphériques, cylindriques ou sphéro-cylindriques, corrigeant une amétropie légère, simple et sans lésions graves? La question dans ce cas me paraît devoir être résolue en faveur de l'intéressé; car le port et la conservation de ses verres n'offrent pas plus de difficultés et n'occasionnent pas plus de gêne dans le service, que l'usage des lunettes de myope ».

1. Chauvel, *Précis de l'examen de l'œil.*

On utiliserait de la sorte bien des sujets susceptibles de rendre des services.

C'est pour diagnostiquer les astigmatismes dans
les conseils de revision, que la kératoscopie fera
merveille et rendra les plus grands services au médecin expert. Chauvel a imaginé un appareil fort
ingénieux qui a pour but de permettre la constatation objective de l'astigmatisme par la déformation des images cornéennes. Cet appareil construit
par Roulot a l'avantage d'être d'un maniement très
facile et de suffire pour une constatation approxi-
mative du sens de l'astigmatisme, et jusqu'à un
certain point de son degré.

Pour tous les vices de réfraction légers, simples
et sans complications graves, la vie militaire pendant laquelle la vue s'exerce presque constamment
au loin, constitue une condition hygiénique excellente qui empêche le progrès des amétropies, for-
tifie la vue et l'affine en développant son acuité et
sa portée.

Quelles sont cependant les influences nuisibles
que peuvent subir les yeux pendant la carrière
militaire ? Le soldat est soumis aux causes générales
et communes des affections oculaires ; quant aux
conditions spéciales de la vie militaire, elles
n'exposent les yeux qu'à un nombre très limité
d'influences nocives. Nous allons les passer rapidement en revue.

§ II. — *Influences diverses exercées sur la vue*

Coiffure. — Une bonne coiffure militaire, au point de vue qui nous occupe, doit garantir les yeux du soleil, de la pluie, du vent et de la poussière. Autrefois, la visière du shako et du képi était horizontale et ne protégeait nullement la vue. Dans le nouveau modèle de 1873, elle est inclinée à 30 degrés et répond ainsi à une importante indication d'hygiène oculaire.

Les casques et les shakos ou taconnets de la cavalerie, sont pourvus de visières protectrices suffisamment inclinées.

Quant aux coiffures (turbans, chéchias, bonnets de laine rouge) des troupes d'Algérie (zouaves, tirailleurs, spahis), elles ne protègent nullement les yeux contre l'intensité des rayons solaires, contre la réverbération, contre le vent, la pluie, la poussière, le sable... et elles les exposent à des irritations de toute nature. Ces coiffures sont assurément très pittoresques et leur aspect est plein d'originalité et de couleur locale; mais il faut bien le reconnaître, l'hygiène des yeux n'existe pas avec elles, et cela dans un pays où les yeux sont incessamment exposés à des influences nocives. En Cochinchine et dans l'extrême Orient, on donne aux troupes des casques légers en moëlle d'aloës, recouverts d'étoffe blanche ou grise, qui réunissent toutes les conditions d'une bonne coiffure (légèreté, ventilation de la tête, absorption des rayons solaires, protection des yeux et de la nuque) et qui nous paraîtraient devoir convenir également pour les troupes d'Algérie, au moins pendant la saison chaude.

Col. — Autrefois on accusait le col d'être une cause d'ophtalmies. Un médecin militaire belge, M. Vleminckx, a même soutenu cette étiologie de l'ophtalmie granuleuse. La compression exercée par le col sur les veines jugulaires entravait la circulation de la tête et congestionnait les yeux ; cette congestion permanente finissait par engendrer des ophtalmies. Nous ne citons que pour mémoire cette opinion due plutôt à l'imagination de son auteur qu'à la réalité.

Le col peut avoir des inconvénients, mais on ne peut l'accuser d'aucun préjudice sur les yeux.

Exercices de tir. — Le tir au fusil est un excellent exercice pour la vue. Très souvent, en dehors des cas d'amétropie, l'acuité et la portée visuelles sont défectueuses parce que l'exercice de la vue a fait défaut. Les habitants des campagnes, les chasseurs, en un mot les gens dont la vue s'exerce souvent au loin, possèdent ces qualités à un degré remarquable ; et l'on sait que bien des amblyopies congénitales et sans cause appréciable peuvent être traitées avec succès par des exercices appropriés. Le tir à la cible, qui force la vue à s'appli-

quer au loin constitue par conséquent une pratique
excellente pour réaliser ce qu'on appelle l'éducation de la vue.

Les accidents (*Traumatismes, brûlures.....*) dus
au fusil ou au revolver n'existent plus aujourd'hui,
grâce au perfectionnement des armes nouvelles.
Avec le fusil à cartouche métallique, il n'y a plus
de blessures oculaires dues à des crachements, à
l'encrassement de l'aiguille, à la confection défectueuse des cartouches, et le tireur n'est plus exposé
à se blesser lui-même. Lorsque les prescriptions
réglementaires du 11 novembre 1882 sur le tir ne
sont pas observées, les marqueurs sont quelquefois
exposés à des blessures oculaires dues à des éclats,
à des ricochets, ou à des projections de terre ou
de pierre. Le règlement prescrit que les marqueurs
doivent être munis de lunettes réglementaires protectrices, et que les biseaux du cadre de la cible
doivent être en acier doux. Lorsque ces mesures
sont observées, les marqueurs sont à l'abri de
tout traumatisme.

Dans le tir au canon, les accidents oculaires sont
rares, grâce à la perfection de construction des
pièces d'artillerie. Le système employé pour en-
flammer la charge de poudre s'oppose à toute fuite
de gaz par la culasse, grâce à l'obturateur placé
entre la tranche antérieure de la vis de culasse et
la tête mobile. Les prescriptions réglementaires
concernant les places des servants les préservent

de tout accident. Avec les pièces de siège, l'étoupille, au moment de la déflagration du fulminate, est projetée en arrière, et lorsque les servants ne sont pas à leur place réglementaire, ils sont exposés à en recevoir le choc. Cet accident se présente encore quelquefois, et il y a quelque temps le docteur du Cazal, médecin principal à Clermont-Ferrand, publiait[1] l'observation d'un fait de ce genre. C'est pour obvier aux inconvénients et aux dangers de l'étoupille libre, qu'on a imaginé pour les pièces de campagne un nouveau système qu'il serait bon de voir adopter également pour les pièces de siège. Il consiste en ce que l'étoupille, au moment où elle est lancée en arrière par les gaz de la poudre, se trouve retenue au crochet du tire-feu par un fil de laiton; de la sorte elle ne peut absolument pas aller blesser les servants.

1. Du Cazal, *Archives de médecine militaire.*

§ III. — *Affections oculaires auxquelles les militaires
sont exposés.*

I. — Ophtalmie granuleuse.

Appelée aussi *ophtalmie des armées,* cette affection date de la campagne d'Egypte d'où les armées françaises et anglaises la rapportèrent. De là elle s'est répandue en Europe, communiquée par les armées aux populations civiles et elle s'est surtout conservée chez les peuples pour qui l'hygiène n'existe qu'à l'état rudimentaire et qui vivent dans une certaine promiscuité favorable à la transmission. Dans cette marche lente et envahissante, certains pays ont été plus atteints que d'autres, et aujourd'hui cette maladie est endémique dans bien des armées, notamment en Belgique et en Prusse. Elle est très rare en France, mais elle règne en Algérie et en Tunisie, où l'armée l'a contractée au contact de la population indigène.

Etiologie. — On a longtemps discuté sur la nature de cette affection à laquelle on a cherché les causes les plus diverses. La chaleur, le vent, les poussières, la malpropreté, le froid humide, l'influence paludéenne, le climat, les professions, toutes les étiologies possibles ont été invoquées. Aujourd'hui presque tous les médecins sont contagionnistes; un grand nombre cependant croient encore au développement de l'affection par le froid, le rayonnement nocturne, une vive lumière, le sable du désert, etc..... Toutes les causes climatériques, atmosphériques et saisonnières sont incapables de provoquer l'ophtalmie purulente granuleuse, qui est une maladie essentiellement spécifique. Les soldats qui couchent à la belle étoile, et qui en Algérie par exemple, afin de trouver un peu de fraîcheur, abandonnent l'abri de leur tente pour dormir en plein air, ne courent aucun risque de contracter l'ophtalmie granuleuse. Leur imprudence leur coûtera peutêtre une conjonctivite catarrhale accompagnée d'une secrétion abondante, mais non inoculable comme la sécrétion de l'ophtalmie spécifique purulente. Cette conjonctivite catarrhale peut donner lieu à des épidémies, et dans ce cas on la distingue de l'ophtalmie granuleuse, par ce caractère différentiel entre autres, qu'elle ne laisse jamais de granulations après elle et qu'elle engendre un pus qui n'est pas contagieux, ainsi que Cuignet l'a observé[1]. C'est comme prophylaxie de ces sortes d'ophtalmies catarrhales qu'on doit recommander aux soldats qui couchent sous la tente de se couvrir les yeux pendant la nuit et de ne pas quitter leur tente pour chercher la fraîcheur et s'exposer ainsi à l'influence du rayonnement nocturne. L'ophtalmie granuleuse est éminemment contagieuse, c'est

1. Cuignet, *De l'ophtalmie d'Algérie.*

là sa seule et unique étiologie. Quant aux autres causes : froid, chaleur, fatigue, sable du désert, hygiène défectueuse, mauvaise alimentation....., elles n'agissent sur l'ophtalmie spécifique que comme des causes irritantes sur des yeux déjà atteints et dont les granulations sont passées à l'état latent, comme cela est si commun dans les pays chauds. C'est ainsi qu'en Algérie on observe pendant les quatre à cinq mois de grande chaleur une recrudescence de l'endémie granuleuse. Les conditions atmosphériques donnent un coup de fouet aux néoplasmes trachomateux silencieux. La conjonctivite catarrhale à *frigore,* survenant sur un terrain granuleux, y exerce la même action irritative et lorsque dans ces conditions elle devient épidémique, on peut croire à une épidémie d'ophtalmie purulente, alors qu'en réalité la conjonctivite n'a fait que réveiller des granulations anciennes et latentes. La conjonctivite catarrhale laisse souvent après elle une certaine irritation de la conjonctive, qui pour être calmée sollicite des frottements; chez les Arabes et les gens peu soucieux de la propreté de leurs mains, ces manœuvres peuvent devenir l'origine d'inoculations. La propagation de la conjonctivite granuleuse ne se fait que par contagion immédiate et directe, c'est-à-dire par inoculation, jamais elle n'a lieu par contagion à distance et par l'intermédiaire de l'air. S'il existe des cas qui ont pu faire croire à ce mode de propagation, c'est qu'on n'a pu découvrir le flagrant délit du transport du pus, comme dit Cuignet. A l'état latent, les granulations sont encore contagieuses : peut-on, dès lors, toujours remonter avec certitude à la source contaminative première ? Il existe tant de circonstances insignifiantes en apparence, qu'on ignore ou auxquelles on n'ajoute aucune importance et qui peuvent être le point de départ de la contamination. Lorsque la maladie éclate quelque part, dans une caserne ou dans un camp, c'est qu'elle y a été apportée par des objets matériels ayant servi de véhicule à du pus infectieux (lavages dans des vases communs, mouchoirs, doigts, attouchements de toute sorte, éponges, éclaboussures des lotions..... souvent les mouches). L'ophtalmie granuleuse n'est à vrai dire que la forme chronique de l'affection appelée par Arlt *blennorrhée oculaire*, affection qui dans sa forme aiguë se traduit par l'ophtalmie des nouveau-nés, l'ophtalmie purulente des adultes et par l'ophtalmie blennorrhagique proprement dite. Ces diverses formes, aiguë et chronique sont dues à la même cause, c'est-à-dire au gonococcus de Neisser, que Sattler a trouvé également dans l'intérieur des granulations et qui inoculé a reproduit l'affection spécifique. Il y a donc identité d'origine entre les formes aiguës et la forme chronique ou granuleuse.

Le développement de la granulite est favorisé par les mêmes circonstances qui président habituellement à la réceptivité et à l'extension des maladies infectieuses, à savoir : l'encombrement, les grandes agglomérations, la promiscuité, la malpropreté, le défaut d'aération, les causes débilitantes de toute nature..... Les casernes et les camps réunissent en grande partie ces conditions et deviennent de vrais foyers de propagation et d'extension lorsqu'un cas se manifeste dans un régiment. Il est certain, d'après les documents anciens (Celse), que la maladie granuleuse existait dans l'Europe avant la campagne d'Egypte ; mais elle n'avait jamais donné lieu à des explosions épidémiques analogues et aussi considérables.

L'ophtalmie blennorrhagique résultant de l'inoculation dans l'œil du pus blennorrhagique par les doigts, les linges, l'eau... est une affection excessivement grave. Elle est même la forme la plus grave des diverses ophtalmies purulentes. Sa marche est le plus souvent très rapide, si bien qu'en moins de quarante-huit heures la cornée peut se trouver détruite.

PROPHYLAXIE. — La prophylaxie de l'ophtalmie granuleuse consiste principalement dans l'isolement des malades, qui seront traités dans une salle spéciale par un médecin et un personnel d'infirmiers spéciaux. Tout espèce de contact devra être évité entre les hommes bien portants et les contaminés. Chaque malade aura à sa disposition une cuvette, une serviette et une éponge pour son usage exclusivement personnel. En Algérie, les médecins militaires devront passer l'examen des paupières tous les mois en même temps qu'ils procèdent à la visite de santé mensuelle. Les militaires atteints de granulations seront immédiatement dirigés sur le service spécial des granuleux. Le traitement devra toujours être mené jusqu'à guérison complète et définitive, afin de ne pas faire rentrer au corps un homme encore susceptible de contaminer ses camarades. Les cas de guérison apparente sont nombreux, les granulations passant à l'état latent et restant néanmoins contagieuses et exposées à de nouvelles poussées inflammatoires.

Les blennorrhagiques seront spécialement surveillés en Algérie, en raison du danger que présente l'écoulement spécifique dont ils sont atteints, dans un pays où règne la conjonctivite catarrhale. Les visites de santé passées par les médecins militaires au point de vue des maladies vénériennes deviendront par conséquent une mesure de prophylaxie oculaire. En France, lorsque certains cas d'ophtalmie purulente ou de granulations se seront manifestés dans une garnison, il y aura également lieu de passer de fréquentes visites de santé pour l'examen des paupières.

La conjonctivite ou ophtalmie granuleuse, dit le règlement, affection contagieuse, longue et difficile à guérir, fréquente en Algérie, motive toujours l'exemption, mais n'entraîne la réforme après l'incorporation, que si elle est compliquée d'altérations incompatibles avec le service militaire. En Belgique, où les granuleux sont très nombreux et en raison même de ce grand nombre, on admet dans l'armée les jeunes gens atteints de la forme légère. C'est un grand tort, car de la sorte on entretient à perpétuité dans l'armée un mal qui la ravage, et chaque année, l'arrivée de contingents contaminés ne fait que verser pour ainsi dire de l'huile sur le feu. Il faut, de crainte d'infecter l'armée, en rejeter tous les granuleux, comme cela se pratique en France et en Allemagne, et chercher à éteindre la maladie dans la population civile par une prophylaxie et une thérapeutique appropriées. C'est pourquoi, la cause qui engendre l'ophtalmie blennorrhagique se rencontrant assez fréquemment dans l'armée, il sera bon de faire aux hommes atteints les recommandations de propreté nécessaires et de leur faire comprendre l'intérêt qu'ils ont à observer scrupuleusement les précautions les plus minutieuses.

TRAITEMENT. — Rappelons seulement à propos de la forme aiguë, c'est-à-dire de l'ophtalmie purulente des adultes, que le traitement héroïque sera, comme pour l'ophtalmie purulente des nouveau-nés, la cautérisation avec une solution de nitrate d'argent au 1/40 neutralisée immédiatement par une solution de sel marin, mais à la condition expresse que cette cautérisation sera répétée deux, trois ou quatre fois par jour, suivant les cas. Dans la forme chronique, lorsque les granulations seront restée rebelles à toutes les méthodes de traitement habituelles, il faudra avoir recours au traitement chirurgical que l'un de nous a mis en pratique, c'est-à-dire à l'excision des granulations du cul-de-sac supérieur.

Nous recommandons vivement ce mode de traitement aux médecins militaires qui sont en Algérie et qui vivent entourés de granuleux; ils en retireront des avantages incontestables, en obtenant autant de cas de guérison définitive dans l'espace de quatre à six mois, au lieu de voir la maladie s'éterniser des années et devenir souvent incurable. En excisant le cul-de-sac, on enlève la partie la plus importante de la muqueuse granulée, celle qui est le foyer persistant du néoplasme et qui est difficilement accessible aux instillations et aux cautérisations.

<h2 style="text-align:center">II. — Héméralopie.</h2>

L'héméralopie ou cécité nocturne idiopathique, la seule dont nous ayons à nous occuper ici, règne souvent d'une façon épidémique dans les armées.

Étiologie. — Plusieurs opinions ont été émises pour expliquer son étiologie : on a invoqué successivement les influences telluriques, la réverbération solaire (Fonssagrives, Netter), l'impaludisme (Weber), le refroidissement nocturne (Baizeau).

Mais les influences telluriques et l'impaludisme
n'existent pas en mer; quant à la réverbération
solaire et aux vissicitudes atmosphériques, elles
n'interviennent pas toujours et l'on a vu des épidémies se développer en dehors de leur influence.

Plusieurs auteurs ont donné cette affection
comme étant de même nature que le scorbut (Dutroulau, L. Laveran.....), en se fondant sur de
nombreuses épidémies[1] où l'on vit l'héméralopie
se développer à côté du scorbut. Les deux affections sont des maladies d'alimentation dans lesquelles le famélisme joue le rôle de cause prédisposante; mais le scorbut est dû à la privation de
végétaux frais, tandis que l'héméralopie provient
d'un vice de l'alimentation, d'une nutrition insuf-
fisamment animalisée et de l'anémie consécutive.
Les officiers et sous-officiers, mieux nourris que
les soldats, les corps spéciaux qui grâce à leur solde
plus élevée peuvent se procurer un régime varié,
sont presque toujours exempts des atteintes de
l'épidémie, ce qui confirme encore son étiologie. Lorsque la ration alimentaire en campagne
ou sur mer devient insuffisante, il arrive ordinai-
rement que les armées sont par là même privées
de végétaux frais, circonstance qui engendre le
scorbut à côté de l'héméralopie, mais sans que ces

1. Crimée, 1854-56; Paris, 1847; à bord de l'*Alberte,* 1855;
à bord de la *Reine-Blanche,* 1843.

deux affections soient reliées ensemble, sans que la première puisse produire la seconde ou *vice versâ*. On voit que la nature de l'héméralopie n'est pas encore connue; de ce que nous venons d'exposer on ne peut en conclure que la cause première réside dans tel ou tel mode d'alimentation, et il faut faire intervenir ici encore la spécificité étiologique qui seule donne une explication satisfaisante des faits.

PROPHYLAXIE. — Quoi qu'il en soit, la prophylaxie consiste dans l'amélioration de l'alimentation, en variété et en quantité. Grâce à des réformes alimentaires, les épidémies cessent vite. Il faudra également soustraire les soldats à l'influence des causes occasionnelles de toute nature : irradiation solaire, refroidissement nocturne... En somme les épidémies d'héméralopie sont bien plus alarmantes que dangereuses. Elles privent l'armée d'un grand nombre d'hommes valides et bien portants, que cette affection rend impropres à certains services nocturnes. Après la prise de Sébastopol par exemple, le nombre des héméralopes était si grand que certains régiments ne pouvaient assurer leur service de nuit.

L'héméralopie n'est nullement contagieuse et ne nécessite ni l'isolement des hommes atteints, ni la dispersion de ceux qui sont indemnes. La vision pendant le jour reste suffisamment distincte, bien que l'asthénie rétinienne persiste encore, l'affection n'ayant pas d'intermittences comme certains auteurs le pensaient. La rétine affaiblie a besoin d'un éclairage intense que la lumière du jour peut seule lui fournir. Quant aux faibles rayons lumineux du crépuscule et de la lune qui suffisent à l'état normal, ils ne lui donnent plus une image nette des objets extérieurs. On pourra donc, lorsque cela sera nécessaire comme en campagne, employer les hommes atteints pour des services de jour.

Rappelons que le traitement consiste dans l'emploi des toniques, une nourriture saine et substantielle et surtout l'huile de foie de morue qui paraît être un véritable spécifique. On fait reposer les yeux au moyen de conserves de teinte fumée et de la chambre noire. On peut joindre au traitement général des instillations d'ésérine ou de pilocarpine, dans le but d'agir sur l'élément vasculaire du fond de l'œil et de tonifier le muscle ciliaire et le sphincter de l'iris. En somme, en assurant toujours aux troupes une bonne alimentation, suffisamment variée et animalisée, on n'aura jamais à craindre d'épidémie d'héméralopie. C'est donc uniquement dans le régime des armées et dans toutes les conditions hygiéniques favorisant la nutrition, qu'il faut chercher l'indication à remplir pour cette affection, nullement dangereuse il est vrai, mais qui peut devenir alarmante et susciter de graves embarras, par le grand nombre de non-valeurs qu'elle peut produire.

III. — Blessures de guerre.

Les blessures de guerre qui atteignent les yeux sont relativement rares; la moyenne des différentes statistiques des principales guerres est de 4 à 5 sur 1,000 blessés en général, proportion dans laquelle on a éliminé les blessures légères et superficielles. Ces blessures ont lieu par les armes piquantes et tranchantes, par les corps contondants et par les projectiles[1]. La cécité est causée à peu près dans la moitié des cas, et la moitié environ des aveugles par blessure perdent le second œil par ophtalmie sympathique (Fuchs). C'est à ce sujet que se pose la question de l'énucléation préventive, à titre de mesure prophylactique destinée à sauvegarder le second œil. Nous ne pouvons entrer dans l'étude de cette question qui est du domaine de la pathologie oculaire. Rappelons seulement ici les conclusions prises presque sans discussion par le congrès ophtalmologique de Genève : « Quand un œil vient d'être détruit par une cause traumatique, et que tout espoir d'y voir subsister ou revenir un degré de vision utile est perdu, c'est rendre un immense service au blessé que de le débarrasser séance tenante par l'énucléation avec anesthésie. On lui épargne les suites immédiates du trauma-

---

1. Legouest, *Traité de Chirurgie d'armée*, 2ᵉ édition. Paris, 1872. — Yvert, *Blessures de l'œil*.

tisme, l'ophtalmite, les longues suppurations; on le rend, pour ainsi dire, du jour au lendemain à ses travaux; il est dans d'excellentes conditions pour recevoir bientôt une coque artificielle dont le port sera inoffensif, et on le préserve à coup sûr des accidents consécutifs. »

ARTICLE II

MARINE

§ Ier. — *Qualités visuelles nécessaires*

Les conditions visuelles exigées pour la marine sont avec raison plus rigoureuses que pour l'armée de terre. « Pour les inscrits maritimes, dit l'instruction de 1879, l'acuité de la vision ne doit pas s'abaisser au-dessous de $1/2$, limite minimum adoptée pour les élèves de l'école navale. » Le marin doit pouvoir manœuvrer librement sur les vergues, distinguer nettement la position et la place des cordages qui se croisent dans tous les sens et les détails innombrables de la mâture qui dans les frégates de guerre atteint jusqu'à 40 mètres de haut. Il faut pour faire le service de vigie, de guetteur ou de timonnier, qu'il puisse signaler tout ce qui passe à l'horizon : les objets flottants, les pavillons, les navires, les signaux, les bords terrestres; et il est indispensable qu'il puisse distinguer les objets de très loin, afin que les mesures de précaution soient prises en temps utile pour éviter une avarie quelconque, un choc ou un abordage. Toute erreur d'appréciation sur les distances ou sur la position des objets peut être la cause de dangers sérieux pour l'équipage.

ACUITÉ. — L'acuité de 1/2 est juste suffisante pour remplir le but cherché, et Barthélemy[1] voudrait qu'on éloignât encore cette limite, calculant qu'un amblyope de 1/2 ne verra qu'à 2,000 mètres une barque ordinaire qu'il y aurait urgence à apercevoir au moins à trois ou quatre mille mètres, étant donnée la vitesse de marche d'une frégate. « Le chiffre de $V = 1/2$, dit Barthélemy, n'est donc qu'un minimun. Le marin agit isolément, et sur une vergue, dans une manœuvre, dans un canot, en vigie, il a besoin de toute son acuité. »

Les officiers de marine ayant une responsabilité très grave et remplissant un rôle duquel dépendent la vie et le salut des hommes et du navire, il était naturel de leur imposer des épreuves visuelles d'une grande sévérité. C'est pourquoi les candidats à l'école navale ont à subir un examen dont tous les détails sont fixés réglementairement, de façon que les conditions de l'épreuve soient constantes et les mêmes pour tous.

Les élèves admis à l'école navale sont soumis à leur arrivée à la visite médicale : « L'épreuve opto-

1. Barthélemy, *Examen de la vision dans la Marine et l'Armée*. Paris, 1889, 1 vol. in-16 *(Bibliothèque scientifique contemporaine)*.

métrique, dit le règlement, consiste dans la lecture
à une distance de deux mètres, des lettres numéro
12 de l'échelle de Snellen ou numéro 4 de l'échelle
métrique, présentées une à une à travers une
ouverture de 12 millimètres, et éclairées par une
bougie stéarique de 10 au kilo, placée à 50 centimètres de ces lettres et cachée par un écran. »

MYOPIE. — Quant à la myopie, elle rend impropre au service sur mer, lorsqu'elle est supérieure
à 1/24, degré qui laisse encore en général une
acuité de 1/2 à distance. La différence entre 1/24
pour la marine et 1/6 pour l'armée de terre, provient de ce que le marin ne peut porter des lunettes.
La nature de ses fonctions, les manœuvres de
gymnastique qu'il exécute dans la mâture et sur
les vergues, les mouvements du navire, les lames...
tout en un mot s'oppose au port de verres correcteurs, sauf pour les officiers devenus myopes ou
dont la myopie a augmenté depuis leur entrée au
service. A ces derniers, nous conseillons de ne faire
usage en mer que de verres en cristal de roche,
qui ont sur les verres de crown-glass les avantages
de ne pas se rayer aussi facilement et surtout de
ne pas se ternir sous l'influence de l'humidité.
C'est dans la marine, où les spécialités sont nombreuses, que le classement d'après les qualités
visuelles acquiert de l'importance. Pour les matelots
chargés du service général du bord (caliers, soutiers,
chauffeurs, mécaniciens), les conditions ordinaires

suffisent; mais pour les artilleurs et les fusiliers, les pilotes, les vigies, les guetteurs de sémaphore, les timoniers, il est indispensable de jouir d'une intégrité parfaite et même d'une certaine supériorité du sens lumineux et chromatique, comme le prouve savamment Barthélemy[1].

L'Instruction de 1879 prescrit que les apprentis fusiliers et canonniers doivent être choisis parmi les hommes bien constitués, exempts de toute infirmité-même légère, et doués d'une vue complètement normale. Cette donnée est assez vague et l'instruction ne précise nullement quelles épreuves on devra faire subir aux candidats pour s'assurer qu'ils ont une vue complètement normale. Pour la marine encore plus que pour l'armée, il serait donc nécessaire d'établir dans le dossier de chaque homme un article spécial relatif à la vue, et dont les indications serviraient pour le classement dans tel ou tel service. Barthélemy demande avec raison que des épreuves soient faites à certains intervalles, et que les hommes ne remplissant plus telles ou telles conditions soient changés de services.

HYPERMÉTROPIE ET ASTIGMATISME. — Les conditions concernant l'hypermétropie et l'astigmatisme sont les mêmes que pour l'armée, mais toujours

---

1. Barthélemy, *L'Examen de la vision dans les services publics, la marine et l'armée.* Paris, 1889, 1 vol. in-16. (*Bibliothèque scientifique contemporaine.*)

avec cette différence que l'acuité ne doit jamais être inférieure à 1/2.

DALTONISME. — Le service des signaux a une importance capitale, car la sécurité du navire et de tous ceux qu'il porte dépend des marins qui ont mission de veiller, de guetter ou de conduire, et de la faculté qu'ils possèdent de distinguer nettement les couleurs et les nuances à travers l'éloignement, la brume et les nuages. D'après les statistiques de Féris, sur 100 individus, il y en a en moyenne 8 à 9 qui sont atteints de daltonisme. Il faut donc faire un sérieux examen de la vision des couleurs chez les marins. Et cependant cet examen n'est réglementaire que pour les candidats à l'école navale[1]; il est prescrit pour les guetteurs et gardiens de sémaphore, et l'on se demande pour quelle raison il n'est pas exigé également pour les timon-niers, vigies, pilotes..... et pour tous ceux qui à un titre quelconque sont appelés à faire le service des signaux. Le règlement ne fixe pas la nature des épreuves à faire subir aux élèves de l'école navale et aux marins. Il y a là une lacune qui sera certainement comblée et il sera avantageux de bien détailler la méthode suivant laquelle l'examen sera pratiqué, ainsi qu'on l'a fait pour l'acuité; de façon que cette méthode soit fixe, invariable et place les sujets examinés dans des conditions à peu près

1. *Circulaire de 1874.*

identiques à celles qu'ils doivent rencontrer dans la pratique. La vision chromatique est peut-être plus indispensable au marin que l'acuité, aussi on devrait exiger qu'elle fût parfaite, c'est-à-dire $= 1$.

Barthélemy propose que l'on calcule l'acuité chromatique à distance comme on le fait pour l'acuité visuelle et que l'épreuve se fasse d'après la méthode quantitative (*Procédé de Dor modifié par Barthélemy*). Tout individu dont l'acuité chromatique Vch ne sera pas $= 1$, sera déclaré impropre au service des signaux.

Le règlement prescrit dans les termes suivants un examen daltonique comme faisant partie de la visite médicale que subissent les jeunes gens à leur arrivée à l'école navale : « Relativement au daltonisme, les candidats subissent une épreuve de nuit avec l'appareil spécial et une épreuve de nuit avec les échevaux de laine. La commission médicale signale au Ministre qui statue, les candidats dont la constitution physique ou les facultés visuelles laisseraient à désirer. »

Il est bon de répéter souvent les épreuves, afin de s'assurer que le sens chromatique n'a pas subi d'altérations.

L'abus de l'alcool et du tabac est une cause très fréquente de troubles du sens chromatique (*dyschomatopsie, scotomes chromatiques*). Aussi faudra-t-il faire attention aux habitudes des marins affectés au service des signaux.

La syphilis pouvant aussi engendrer des troubles chromatiques, il y aura lieu de surveiller également les syphilitiques au point de vue de la fonction des couleurs.

§ II. — *Affections oculaires auxquelles les marins sont exposés*

1. OPHTALMIE GRANULEUSE. — Les marins sont exposés comme les militaires à l'ophtalmie purulente et granuleuse. Lorsque la maladie se déclare à bord, c'est qu'elle y a été importée. Les faits dans le genre de celui du *Rôdeur* que cite Mac-Gregor, où l'on voit l'ophtalmie éclater en pleine mer, 15 ou 20 jours après le départ, ne prouvent nullement que les conditions atmosphériques ont seules intervenu. Sait-on s'il n'y a pas à bord des granuleux non guéris, des hommes atteints de blennorrhagie? Lorsque le navire a fait des escales, peut-on savoir quels contacts de toute nature les marins ont pu avoir à terre ?

L'origine première peut être très difficile à découvrir, mais elle existe sûrement.

Les mesures prophylactiques générales et individuelles dont nous avons parlé à propos de l'armée, doivent être observées ici avec d'autant plus de rigueur que les conditions dans lesquelles se trouve un navire sont plus favorables à l'extension, que l'isolement y est difficile à réaliser complètement, et que l'encombrement y est inévitable. Des soins de propreté poussés jusqu'à la minutie devront être ordonnés en temps d'épidémie : les mains seront fréquemment lavées à l'eau phéniquée, les linges ou objets servant aux malades seront jetés à la mer et jamais donnés au blanchissage.

2. HÉMÉRALOPIE. — L'héméralopie est très fréquente à bord et les médecins de marine ont souvent eu l'occasion d'en observer des épidémies. Dutroulau et Guérin-Menneville considéraient l'héméralopie comme une forme de scorbut, frappés par la coïncidence fréquente des deux épidémies; et en général, les médecins de marine ayant presque toujours observé l'héméralopie à côté du scorbut, ont attribué à ces deux affections une étiologie commune. Nous avons expliqué plus haut que très souvent la privation de végétaux frais entraîne forcément l'insuffisance de la ration alimentaire en général, et que de cette façon le scorbut et l'héméralopie arrivent à se développer et à vivre côte à côte, sans être pour cela deux formes d'une même affection [1].

L'approvisionnement des navires en bestiaux vivants constitue une mesure prophylactique excellente. Les relâches qui sont assez fréquentes permettent de faire face aux prévisions alimentaires et de ne point donner le régime exclusif des salaisons et des conserves. Grâce aux fours établis à bord,

1. Voyez pages 235 et 236.

les équipages ont du pain frais tous les jours et de la sorte l'alimentation du marin est suffisamment variée et substantielle, en dehors des éventualités de toute nature auxquelles il est exposé.

ARTICLE III

CHEMINS DE FER

§ Ier. — *Qualités visuelles nécessaires.*

Certaines conditions visuelles sont indispensables pour être employé au service actif des chemins de fer. Les mécaniciens et chauffeurs, les conducteurs, les chefs de train, les aiguilleurs et en un mot tous ceux qui sont appelés à surveiller la voie et à distinguer des signaux, doivent avoir un sens chromatique intact et une acuité qui leur permette de distinguer les objets et les couleurs à distance. Ils doivent en outre posséder un champ visuel au moyen duquel ils puissent embrasser du regard et dans tous les sens une certaine étendue de terrain. Ce sont ces qualités visuelles qui assurent la sécurité des voyageurs confiés à la conduite et à la vigilance des employés et mettent la responsabilité de l'administration à couvert. Les troubles de la vision chez les employés et particulièrement le daltonisme, ont beaucoup préoccupé les grandes administrations de chemins de fer pendant ces dernières années.

C'est à la suite d'un accident arrivé en Suède

en 1875 et imputable au daltonisme d'un employé, que l'on s'émut d'une telle responsabilité à encourir et que l'on se mit à étudier les moyens d'éviter des sinistres analogues. Holmgren composa alors pour la Suède un règlement de l'examen visuel des employés de chemins de fer.

Tous les pays suivirent peu à peu l'exemple de la Suède, et en France, le Ministre des Travaux publics demandait en 1880 aux Compagnies de chemins de fer, de lui faire connaître les mesures qu'elles jugeaient à propos de prendre, pour s'assurer un recrutement exempt de tares oculaires susceptibles d'entraîner d'aussi graves conséquences. Le rapport établi à cette occasion par M. le docteur Redard, médecin en chef des chemins de fer de l'État, traite la question en détails et se termine par un projet de règlement que nous désirerions voir mettre en vigueur partout en France, afin que la même règle assurât à toutes les exploitations un recrutement identique. De la sorte, les conditions seraient les mêmes pour tous les sujets et les services se trouveraient assurés d'une façon réglementaire et invariable. Au lieu de cela, chaque Compagnie a ses règlements particuliers qui diffèrent les uns des autres, bien qu'établis sur la même base. Il s'ensuit que le recrutement peut également différer et que les intérêts des voyageurs, comme ceux des employés du reste, se trouvent moins bien sauvegardés.

Les chemins de fer de l'État, sur la proposition du Dr Redard [1], exigent chez leurs candidats un examen visuel dont les résultats sont consignés sur le certificat médical général. Cet examen se fait d'après les indications suivantes :

1° Tout employé mécanicien, chauffeur ou aiguilleur, ne possédant pas :

a) une acuité visuelle normale,

b) un champ visuel intact,

c) un sens parfait pour les couleurs,

d) l'intégrité de l'œil et de ses annexes,

ne doit pas être déclaré apte au service des chemins de fer.

2° Pour les emplois qui appartiennent au service du terrain, une acuité normale et la faculté de distinguer les couleurs d'au moins 3/2, sont absolument nécessaires.

3° Pour les emplois dans les bureaux, une acuité d'au moins 1/2 est indispensable.

Les autres Compagnies exigent également un examen de la fonction visuelle et chromatique, et chacune d'elles possède des instructions spéciales. Il en est qui se servent de méthodes tout à fait élémentaires, comme la simple dénomination des couleurs (cartons avec types de couleurs).

En pareille matière, tout doit être prévu et ré-

1. Redard, *Examen de la vision chez les employés de chemins de fer.* Paris, 1880.

glementé comme dans les épreuves exigées pour l'armée et la marine, et l'on comprend facilement la nécessité d'une législation unique, telle que la demande Redard.

Une Commission devrait être nommée par le gouvernement et les Compagnies, dans le but d'établir une instruction raisonnée et détaillée avec l'indication des procédés à employer. Cette instruction servirait de guide à tous les médecins appelés à examiner les candidats. Du reste, dans beaucoup de pays, comme en Suède, en Allemagne, en Belgique... il existe des lois qui prescrivent l'examen de la vision des employés de chemins de fer et qui sont dues, soit à l'initiative de l'État, soit à celle des Compagnies.

Les méthodes généralement usitées pour l'examen du sens chromatique sont celles qui sont basées sur la comparaison des couleurs, et notamment celle d'Holmgren par les laines colorées, qui est rapide, facile et sûre. (Échelles des couleurs et chromatoscope portatif de Galezowski.)

Les appareils de Maréchal de Brest et de Redard sont excellents pour pratiquer des examens de contrôle souvent nécessaires. Ils reproduisent le procédé d'Holmgren, n'exigent pas du sujet examiné la dénomination des couleurs, et permettent de rendre évident pour les assistants (*ingénieurs, membres du conseil.....*) le vice chromatique de l'employé examiné. M. le docteur Fabre a pratiqué et fait pra-

tiquer sur le réseau de Paris-Lyon-Méditerranée
des examens nombreux. Dès 1871, il faisait adopter par la Compagnie des Dombes et du Sud-Est
un règlement pour la visite médicale des employés
et l'examen des couleurs. Fabre divise les dalto-
niens en deux catégories : les curables, qui ne se
trompent que sur les nuances et distinguent les
couleurs fondamentales avec une certaine difficulté ;
puis les incurables qui sont atteints de cécité complète pour certaines couleurs. Par des exercices,
il est arrivé à des résultats satisfaisants en amélio-
rant la vision des premiers. Aussi est-il partisan
de l'éducation chromatique, telle qu'elle se pratique
dans les écoles aux États-Unis. Dans l'immense
majorité des cas, la méprise porte sur le rouge et
le vert, qui sont précisément les couleurs adoptées
pour les signaux. La cécité portant sur le jaune et le
bleu étant très rare, on a proposé de les choisir
pour couleurs des signaux ; mais elles exposeraient
à de graves méprises la nuit, étant donné leur faible
degré d'intensité lumineuse. Les signaux blancs et
noirs, qui conviendraient au voyant normal aussi
bien qu'au vicié, doivent être repoussés comme ne
permettant l'emploi que de deux signaux le jour,
et d'un seul : le blanc, pendant la nuit. L'examen
serait incomplet s'il ne portait que sur le sens
chromatique : un employé de chemins de fer doit
non seulement distinguer toutes les couleurs, mais
encore les reconnaître à une certaine distance ; il

doit en outre avoir un champ visuel qui lui permette d'embrasser du regard et dans tous les sens une certaine étendue de terrain : il est donc nécessaire d'examiner également le champ visuel et l'acuité chromatique.

§ II. — *Influences spéciales que les chemins de fer exercent sur la vue*

L'accélération du mouvement, la ventilation excessive qui en résulte, les vicissitudes atmosphériques auxquelles sont exposés les mécaniciens et les chauffeurs, amènent des névralgies de la cinquième paire, des paralysies des nerfs moteurs, des troisième, quatrième et sixième paires, paralysies le plus souvent partielles et passagères. Quant aux paralysies de cause cérébrale ou médullaire, symptomatiques de cette maladie dite *des mécaniciens,* décrite par Duchesne et attribuée par lui aux trépidations et aux oscillations des railways, plusieurs médecins de chemins de fer (Devilliers, Pietra-Santa, Cahen, Gallard) en ont nié l'existence, tout en reconnaissant qu'à la longue, la trépidation et la station verticale prolongée pouvaient produire de la fatigue musculaire dans les extrémités inférieures. Nous partageons l'avis de nos confrères et nous ne pensons pas que des lésions spinales puissent se développer par le seul fait d'une influence mécanique.

Les chauffeurs, mécaniciens et conducteurs de trains sont exposés à des influences rhumatisantes par le fait des variations atmosphériques, du vent et de la pluie auxquels ils se trouvent exposés.

Quant à la chaleur de la machine, aux brusques alternatives de lumière et d'obscurité produites par les tunnels; quant à la succession rapide des objets extérieurs provenant de la vitesse de marche du train, ces diverses influences peuvent exercer une action nuisible sur l'accommodation et sur la vue en général. La fumée qui est rabattue sur le train par les courants atmosphériques devient aussi une cause d'irritation pour la muqueuse conjonctivale. Il en est de même des escarbilles et des poussières.

Pour garantir du froid, des corps étrangers et en général des causes d'irritation oculaire, on a fait construire pour les conducteurs des guérites et pour les mécaniciens et chauffeurs des espèces d'écrans ouverts dans le sens opposé à la traction et pourvus de vitrages permettant de voir facilement dans tous les sens. Ces aménagements ont notablement amélioré les conditions d'hygiène oculaire du service des locomotives, conditions qui auparavant étaient on ne peut plus précaires. En outre, les mécaniciens et chauffeurs feront bien de se couvrir complètement la tête au moyen de casquettes à bords rabattus, et de porter des lunettes dites de *chemins de fer* (fig. 24), c'est-à-dire des conserves entourées sur les côtés de goussets de crêpe, de

taffetas noir ou de toile métallique, qui ont l'avantage de préserver les yeux dans toutes les directions. Ils devront aussi, une fois arrivés à desti-
nation, pratiquer des lavages à l'eau chaude, dans
le but de calmer l'irritation oculaire produite par
le voyage en plein air.

CHAPITRE II

PROFESSIONS POUR LESQUELLES ON N'EXIGE PAS DE CONDI-
TIONS VISUELLES DÉTERMINÉES

« La plupart des industries sont insalubres, a écrit un ingénieur, M. de Freycinet ».

Ce qui est vrai pour l'organisme en général, l'est également pour les yeux et l'on peut dire que presque toutes les industries sont nuisibles à l'œil dans une mesure plus ou moins grande.

ARTICLE I

PROFESSIONS QUI FAVORISENT LE DÉVELOPPEMENT ET LA PROGRESSION
DE MYOPIE

Les professions qui consistent en un travail appliqué à de petits objets provoquent d'abord l'asthénopie lorsqu'on néglige l'observation de certaines règles hygiéniques, puis l'apparition de la myopie dans les cas de prédisposition congénitale et héréditaire, et ensuite la progression plus ou moins rapide de cette myopie.

§ Ier. — *Professions intellectuelles.*

Les personnes occupées à des travaux de lecture, d'écriture et de dessin, les élèves des grandes écoles..... doivent travailler dans de certaines conditions d'hygiène, pour éviter les troubles asthénopiques ou myopiques.

Tout d'abord il faut que les objets auxquels s'applique le travail soient bien éclairés. Les bureaux, les cabinets de travail ou d'affaires, les salles d'études, les ateliers doivent être largement éclairés : le jour, par la lumière solaire et le soir, par un procédé de lumière artificielle suffisamment intense et en même temps le moins irritant possible pour les yeux[1]. L'hygiène de la vue repose pour ainsi dire entièrement sur l'influence exercée par la lumière sur l'œil dont elle est le modificateur par excellence.

Les personnes adonnées aux travaux d'écriture et de cabinet feront bien de faire reposer leurs yeux de temps en temps, l'exercice trop prolongé de la vision pouvant devenir une cause de fatigue et de congestion oculaire.

Il faut toujours choisir pour travailler, la position la plus convenable et la plus commode, dans le but de prévenir toute fatigue. Au bout d'un certain temps de position assise et courbée sur un bureau on devra se lever et marcher un peu. Pour la lecture prolongée il est bon que le jour vienne par derrière et un peu de côté, de

---

1. Voyez pages 165, 171 et 191.

façon à ne pas irriter les yeux et à bien éclairer le livre.

ÉCOLE POLYTECHNIQUE. — L'observation de ce qui se passe à l'École polytechnique peut résumer en quelque sorte la question des professions intellectuelles et de l'influence qu'elles exercent sur l'organe de la vision par l'application continue et prolongée à des études et à des travaux minutieux.

Or, des statistiques qu'ont bien voulu nous communiquer M. le médecin principal Claudot et M. le médecin-major Pierrot, médecins chefs de l'École polytechnique, il résulte que la myopie ne s'aggrave pas d'une manière bien sensible chez les élèves de l'École, pendant les deux années de leur séjour.

Les conditions physiques d'admission à l'École polytechnique comme aux autres écoles militaires sont les mêmes que celles qui sont exigées pour le service militaire en général. Néanmoins, dans la pratique, on se montre d'une certaine tolérance pour certains vices de réfraction; de sorte que des sujets atteints de myopie supérieure à 6 dioptries sont souvent reçus à l'Ecole, alors qu'ils n'eussent pas été admis dans les rangs de l'armée.

Nous n'avons pas à apprécier ici les motifs qui légitiment cette tolérance; disons seulement qu'elle ne nous paraît pas conforme à une bonne hygiène oculaire, du moment qu'elle place les sujets myopes à un certain degré, dans des conditions éminemment favorables à la progression de leur myopie, alors qu'ils doivent éviter autant que possible le travail rapproché et la tension oculaire trop prolongée.

Toujours est-il que M. le principal Claudot a relevé un total de :

87 myopes dans la promotion de 1881, composée de 225 élèves ;

de 107 dans la promotion de 1882 (251 élèves) ;
de 108 en 1883 (230 élèves) ;
de 112 en 1884 (241 élèves) ;
et de 80 en 1885 (221 élèves) ;
c'est-à-dire, sur un total de cinq années, comprenant 1,168 élèves : 494 myopes, soit 33 o/o en moyenne.

Les chiffres de M. le médecin-major Pierrot portent sur deux promotions (1886 et 1887) ; ils donnent également une proportion de 33 p. o/o de myopes par an.

Sur les 494 myopes observés par M. Claudot, 96 l'étaient au-dessus de 6 dioptries ; 66, de 6 à 8 dioptries ; 28, de 8 à 10 dioptries, et 10 au delà de 10 dioptries. M. Claudot les a suivis depuis leur entrée à l'Ecole jusqu'à leur sortie, et il a observé les causes qui ont pu influencer la marche de l'amétropie. Il résulte de ces observations que les cas de myopie admis en si grand nombre, doivent être imputés surtout à l'hérédité qui lui paraît jouer un rôle considérable dans le développement de la myopie avant l'entrée à l'Ecole polytechnique. Quant

à la marche de la myopie pendant les deux années
de séjour à l'Ecole, il lui paraît démontré qu'elle
ne s'aggrave pas d'une manière bien sensible, sauf
de très rares exceptions : tel est également l'avis de
M. Pierrot. Il est vrai que l'hygiène oculaire est
observée dans une large mesure, notamment pour
l'éclairage, qui est le facteur souverain à opposer
à l'influence nuisible des travaux d'application.
La lumière est distribuée aussi abondamment que
possible et selon les indications hygiéniques que
nous avons formulées (un bec de gaz par élève).

Depuis l'année dernière, on a substitué la lumière
électrique au gaz pour l'éclairage des salles de dessin,
ce qui constitue une amélioration considérable,
qu'il faut souhaiter de voir réalisée peu à peu dans
les autres salles de travail et en général dans tous
les grands établissements d'instruction.

§ II. — *Imprimeurs*.

Dans les diverses professions qui favorisent la
progression de la myopie, ce sont les yeux qui
jouent le rôle d'instrument de travail. C'est pour
ces professions en général, et particulièrement pour
celle d'imprimeur, qu'il est prudent de connaître
la faculté visuelle dont on jouit, et de savoir si la
vue n'aura pas à souffrir par le fait des occupations auxquelles elle sera soumise.

En effet, le travail de l'imprimerie est minutieux,

nécessite une application constante et s'exerce souvent dans des conditions défectueuses d'éclairage. La myopie est l'apanage d'une grande quantité d'ouvriers imprimeurs, qui ont trouvé dans leur profession des conditions éminemment favorables au développement de ce vice de réfraction.

Les ouvriers imprimeurs se divisent en : typographes, compositeurs, imprimeurs proprement dits, correcteurs, écrivains et imprimeurs lithographes... Ces ouvriers de toutes catégories sont incessamment exposés à des causes plus ou moins actives de fatigue oculaire inhérentes à leurs diverses fonctions. En première ligne les compositeurs qui ont à déchiffrer des manuscrits plus ou moins lisibles, et à prendre les caractères d'imprimerie dans les cassetins pour les ranger dans le composteur : trois opérations qui se pratiquent pour ainsi dire simultanément. La difficulté de lire certains manuscrits, l'exiguïté de certains caractères d'imprimerie, le brillant des caractères neufs, tout cela impose à la vue une fatigue presque continuelle.

Le docteur Motais d'Angers, qui a beaucoup étudié cette question[1], a observé qu'il y avait environ une moyenne de 50 myopes pour cent, chez les compositeurs typographes.

Les correcteurs chargés de collationner les épreuves avec les manuscrits, les imprimeurs mé-

---

1. Motais, *Hygiène de la vue chez les typographes*. Paris, 1883.

caniciens qui font ce qu'on appelle la *mise en train*
des imprimés et des gravures, les lithographes,
tous sont plus ou moins soumis à un travail visuel
attentif et constant.

Dans beaucoup d'imprimeries on travaille la
nuit, ce qui devient une cause de plus d'irritation
et de fatigue.

Il importe par conséquent de recommander aux
ouvriers et aux patrons l'observation des règles
hygiéniques dans le but de combattre les influences
défavorables au milieu desquelles s'exerce leur
profession. Il sera utile de se reposer de temps en
temps, souvent même, surtout pour les compositeurs dont les yeux ont un travail si soutenu et
si compliqué, allant sans cesse du manuscrit aux
cassetins, des cassetins au composteur et ainsi de
suite. Des repos courts mais fréquents leur sont
absolument indispensables, s'ils veulent conserver
leur vue intacte. Ils feront bien aussi, de même
que les autres ouvriers, de se servir de lunettes en
temps utile, et de ne se rapporter pour le choix des
verres qu'a un médecin expert en la matière.

En dehors des heures de travail, il sera utile de
sortir au grand air afin de reposer la vue fatiguée
par une accommodation continuelle. Motais propose, pour décharger en partie l'accommodation
chez les écrivains lithographes, « l'usage de verres
convexes, et pour diminuer les inconvénients
d'une convergence exagérée, de les décentrer afin

d'en faire des prismes à base en dedans. » Il pense que ces verres, d'un numéro faible pour les yeux normaux, plus élevé pour les hypermétropes, rendraient de réels services et préserveraient beaucoup d'écrivains lithographes de la myopie et des autres lésions dont ils sont menacés. Selon nous, c'est l'éclairage des ateliers qui est le facteur hygiénique dominant. Aussi les patrons doivent-ils s'en inquiéter avec la plus grande sollicitude, et il appartient aux commissions d'hygiène d'y veiller avec soin.

L'éclairage naturel doit être abondamment distribué par de grandes ouvertures et assuré dans les mêmes proportions à toutes les parties de l'atelier et surtout aux plus reculées. Quant à l'éclairage artificiel pour le travail de nuit, le meilleur procédé est incontestablement celui de la lumière électrique qui doit être employée toutes les fois que la chose est possible; à son défaut ce sera le gaz, avec des becs entourés d'abat-jour, placés à petite distance du travail, de façon à bien éclairer sans irriter les yeux[1]. Nous renvoyons du reste pour les détails au chapitre des écoles[2], les principes et les indications étant identiques dans les deux cas.

Trop souvent les imprimeries se trouvent installées dans des locaux étroits et obscurs, où les yeux des ouvriers ne trouvent pas la ration de

1. Voyez fig. 38.
2. Voyez chapitre III, § II, p. 171, et § VI, p. 191.

lumière qui leur est indispensable pour travailler sans préjudice. En tous cas, le travail de nuit devra avoir lieu le moins souvent et le moins longtemps possible, du moins pour les mêmes ouvriers. L'hygiène oculaire, dans toutes les conditions sociales quelles qu'elles soient, se trouve toujours tributaire de l'hygiène générale. Nous le redisons une dernière fois pour toutes les professions qu'il nous reste à étudier : il importe d'éviter les excès de toute nature, qui finissent par exercer une influence nuisible sur les yeux.

L'intoxication saturnine par les poussières métalliques contenues dans les cassetins, a très rarement été observée chez les ouvriers imprimeurs.

§ III. — *Graveurs, horlogers... et en général ouvriers pratiquant des travaux fins à une distance rapprochée.*

GRAVEURS, SCULPTEURS, BIJOUTIERS, HORLOGERS. — Les graveurs, les sculpteurs sur bois et sur métaux, les bijoutiers, les horlogers, etc... travaillent sur des objets de petites dimensions et pour cela font usage de loupes qui reposent l'accommodation et la convergence, à la condition de n'en pas abuser. Car en s'en servant constamment, on finit par affaiblir la puissance accommodatrice réduite de la sorte à une inaction prolongée, absolument comme un muscle arrive à s'atrophier lorsqu'il est condamné à un repos de longue durée. Il faut par conséquent établir un sage équilibre et arriver

à procurer du repos à l'accommodation sans l'anni-
hiler complètement.

Nous rappelons à ce groupe de professions les
différents conseils que nous avons donnés plus
haut à toutes les personnes qui travaillent à une
distance rapprochée : repos, position, éclairage,
vision éloignée de temps à autre, port de lunettes
appropriées..... Enfin, ainsi que l'un de nous l'a
déjà formulé : « On ne devrait pas permettre aux
enfants au-dessous de douze ans, d'entreprendre les
métiers de graveur, sculpteur, imprimeur, bijou-
tier, etc..... quand ces enfants sont atteints d'une
myopie de 6 ou 7 dioptries. Avec un degré aussi
prononcé de myopie et à l'époque où l'œil subit
la plus grande transformation, où la deuxième
dentition amène si fréquemment des asthénopies
nerveuses, on verra facilement se développer la
myopie progressive. »

On pensait que les professions dans lesquelles
la vue se fatigue à regarder de petits objets devenaient par là même une cause de cataracte. Il n'en
est rien : la cause de la cataracte ne réside jamais
dans la profession, mais dans une disposition
individuelle particulière. Quant aux sujets prédisposés, les efforts exagérés d'accommodation
auxquels ils se livrent peuvent activer chez eux le
développement de l'opacification du cristallin et
l'on trouve des indices de cette influence dans le
siège lui-même de la cataracte. Pendant le travail

d'accommodation, c'est le segment inféro-interne du cristallin qui subit la plus grande pression par suite de la contraction des muscles droits interne et inférieur; or c'est précisément dans cette même région que l'on observe des cataractes commençantes chez les individus qui fatiguent beaucoup leurs yeux. Aussi, fera-t-on bien de faire suspendre tout travail exigeant de grands efforts d'accommodation aux personnes qui présentent des opacités périphériques dans le segment inféro-interne du cristallin.

OUVRIERS APPLIQUÉS A LA LECTURE DES AÉROMÈTRES. — Le docteur Manouvriez de Valenciennes a décrit une amblyopie particulière précédée d'attaques d'asthénopie accommodative, qu'il a eu l'occasion d'observer chez plusieurs agents de la régie préposés à la surveillance des sucreries, glucoseries et distilleries.

Les trois quarts des agents mis à la retraite pendant plusieurs années étaient amblyopes et la moitié à peine d'entre eux réunissait les conditions règlementaires d'âge et de service; de sorte que l'amblyopie était l'unique cause de leur retraite anticipée. Cette amblyopie était due d'après M. Manouvriez, à la lecture fréquente des fines divisions de l'aéromètre effacées par l'usage et des petits chiffres de la table de Gay-Lussac; lecture faite dans une atmosphère à température élevée, au milieu d'épaisses vapeurs d'eau ammoniacale et à une lumière vacillante.

Nous pensons qu'à ces différentes causes d'amblyopie, il faut ajouter l'intoxication alcoolique survenant chez des employés, qui en dehors de leur profession, et même en raison de leur profession, consomment beaucoup d'alcool.

Couturières. — Chez les couturières dont le travail est fin, rapproché et assidu, on remarque assez fréquemment des phénomènes d'asthénopie musculaire ou accommodative, dus à une insuffisance du muscle droit interne, à de l'hypermétropie ou à une affection lacrymale. La fatigue provoquée par cette asthénopie met les ouvrières dans l'impossibilité de prolonger leur travail. Leur vue devient trouble ; elles éprouvent une tension et une douleur au front et dans les tempes, et elles sont obligées de fermer les yeux et de se reposer quelques instants avant de pouvoir reprendre leur travail. Les mêmes phénomènes se reproduisent ensuite plus ou moins vite et avec une fréquence plus ou moins grande. Le repos, l'usage de verres appropriés et le traitement de l'affection lacrymale constituent les moyens destinés à remédier à ces troubles asthénopiques, parfois si pénibles et si tenaces qu'ils finissent par influer sur le moral des personnes atteintes, qui se désespèrent et s'imaginent qu'elles vont perdre la vue.

Aiguilleurs. — Les ouvriers aiguilleurs chargés du marquage fixent leur attention de la manière la plus minutieuse et la plus constante sur de fines aiguillès dont ils ont à percer les trous. Ils sont sujets au bout de peu d'années à des phénomènes asthénopiques plus ou moins intenses. On a le tort de confier ce genre de travail à des femmes et à des enfants dont la vue n'est pas suffisamment résistante. On devrait au contraire choisir pour ce travail des hommes jeunes et dont la vue est bonne et solide.

OUVRIERS TRAVAILLANT SUR DES MATIÈRES ÉCLATANTES. — En général, les travaux sur des matières éclatantes, comme les métaux, les glaces..., fatiguent la vue et amènent des troubles asthénopiques et amblyopiques.

Il est sage de se servir pour les travaux de ce genre d'écrans appropriés, dans le but de protéger les yeux contre l'irritation et le choc de la lumière réfléchie.

ARTICLE II

PROFESSIONS QUI PRODUISENT DES INTOXICATIONS

§ I. — *Ouvriers qui travaillent le plomb.*

Les professions qui sont exposées au saturnisme sont très nombreuses et Layet n'en énumère pas moins de 88, dont les principales sont celles de : peintres, cérusiers, broyeurs de couleurs, doreurs, émailleurs, fabricants de verres mousseline, dentellières, etc..... en général, tous les ouvriers qui ont à manier la céruse et le minium.

L'action du plomb sur l'organisme a lieu par contact et par absorption cutanée, buccale ou pulmonaire.

L'intoxication saturnine se traduit sur les yeux par trois formes différentes :

1° Amblyopie avec tremblement général ;

2° Névrite optique suivie ou non d'atrophie papillaire ;

3° Rétinite albuminurique saturnine, l'albuminurie étant une conséquence des troubles de nutrition rénaux provoqués par l'intoxication plombique ;

4° Paralysies saturnines des muscles de l'œil.

Le maniement du plomb ou des sels de plomb produit souvent aussi des incrustations métalliques sur la cornée et sur la conjonctive. Il en est de même des collyres contenant des sels de plomb qui présentent des dangers pour l'œil, lorsque la cornée ou la conjonctive se trouvent ulcérées. Les incrustations plombiques chez les ouvriers, proviennent d'éclats, d'éclaboussures, de traumatismes et ne sont nullement imputables à l'intoxication générale amenée par l'absorption du plomb.

PROPHYLAXIE. — La substitution au blanc de céruse du blanc de zinc ou de tout autre blanc inoffensif, serait la mesure prophylactique radicale à prendre pour couper court au danger du saturnisme chez les cérusiers. Fabrication au mouillé, dans laquelle l'eau empêche la dissémination des particules de plomb ; travail par les machines substitué le plus possible au travail manuel; bonne ventilation pour chasser au dehors les poussières métalliques; arrosages fréquents du sol pour s'opposer à l'ascension de ces poussières; lavages des mains, de la figure, des gencives et des dents avec de l'eau seconde et surtout au moment des repas; bains tièdes et sulfureux; gants pour préserver les mains; tels sont les moyens hygiéniques propres à prévenir l'intoxication saturnine. Lorsqu'elle commence à se manifester par un trouble quelconque de la vue, il faut abandonner immédiatement et définitivement le travail; car l'ouvrier atteint qui reprend son travail, subit de nouveau et bien plus facilement l'influence toxique, et alors les accidents oculaires deviennent plus graves qu'à la première atteinte. L'agent thérapeutique le plus actif est sans contredit l'iodure de potassium, qui permet mieux que tout autre l'élimination du plomb par les reins.

§ II. — *Ouvriers qui travaillent le sulfure de carbone.*

C'est Delpech[1] qui a le premier appelé l'attention sur les accidents d'intoxication développés par le sulfure de carbone, chez les ouvriers exposés aux vapeurs de ce produit très employé en indus-

1. Delpech, *Industrie du caoutchouc soufflé, intoxication spéciale que détermine le sulfure de carbone.* (*Annales d'hygiène publique et de médecine légale,* 2e série, tome XIX, p. 65.)

trie *(étoffes imperméables, caoutchouc soufflé, fabrication de collodion, extraction et purification de la paraffine, vulcanisation du caoutchouc, etc....).* L'intoxication par le sulfure de carbone paraît agir spécialement sur le système nerveux et produire à la longue un état cachectique avec atrophie musculaire, anaphrodisie, anamnésie, faiblesse intellectuelle.

Quant aux troubles oculaires, ils se manifestent d'après Delpech, à la suite de la première période d'excitation. Ils consistent le plus souvent en une paralysie de l'accommodation et en une anémie spasmodique des vaisseaux rétiniens. Il se produit des sensations de points noirs, de mouches, d'anneaux colorés ; les malades voient les objets plus volumineux qu'ils ne sont en réalité ; ils aperçoivent des obstacles ou des trous ouverts auprès d'eux et qui n'existent pas ; ils se plaignent d'un voile plus ou moins épais qui les empêche de voir même les gros caractères. Ces symptômes amblyopiques ne s'accompagnent la plupart du temps d'aucune altération du fond de l'œil visible à l'ophtalmoscope.

PROPHYLAXIE. — Il s'agit donc de préserver les ouvriers des vapeurs toxiques, et dans ce but la ventilation des ateliers doit être très énergique. La vapeur de sulfure de carbone étant plus lourde que l'air, on établit dans le sol des canaux aspirateurs pour l'entraîner au dehors. Les vases contenant le sulfure et les cuves de dissolution doivent être hermétiquement clos au moyen d'une fermeture hydraulique. On a aussi imaginé de séparer la matière toxique du visage de l'ouvrier par une cloison en bois percée de trous destinés à laisser passer les avant-bras, pendant qu'un vitrage à hauteur d'homme permet de suivre le travail des mains. C'est là un excellent moyen prophylactique, justement recommandé par Delpech. L'éloignement de la cause suffit, avec un traitement hygiénique, pour ramener à la santé les ouvriers atteints. Delpech administre avec succès le phosphore, ou le phosphure de zinc. Le collyre d'ésérine nous a paru présenter des avantages pour combattre les troubles oculaires.

§ III. — *Ouvriers des manufactures de tabac.*

Les ouvriers qui travaillent dans les manufactures de tabac sont exposés à l'intoxication nicotinique et à l'amblyopie qui en est la conséquence. Nous avons déjà parlé de cette amblyopie spéciale[1] : disons seulement ici que le tabac amène l'intoxication à la longue, quelle que soit la voie d'absorption.

Les troubles oculaires que présentent les ouvriers des manufactures de tabac sont de deux sortes : d'abord l'amblyopie par l'intoxication nicotinique,

1. Page 124.

qui n'est jamais grave, mais qui demande pour guérir qu'on se mette à l'abri de l'influence toxique; et en second lieu des conjonctivites et des blépharites dues à l'irritation par les poussières de tabac.

Une grande aération est donc indispensable dans les manufactures, pour chasser les poussières et pour purifier l'atmosphère respirée par les ouvriers. Des changements d'occupation doivent être de temps en temps prescrits aux ouvriers les plus exposés par leur genre spécial de travail.

§ IV. — *Ouvriers qui travaillent l'aniline.*

Les matières colorantes extraites de la houille exercent une action toxique et la fabrication des couleurs d'aniline et de ses dérivés expose les ouvriers à un certain nombre d'accidents généraux ainsi qu'à des troubles visuels, tels que : photophobie, injection périkératique, brouillard noir violacé devant les yeux, iritis et amblyopie. Le traitement est celui des divers symptômes, mais l'ouvrier doit tout d'abord se soustraire à l'influence toxique et changer de profession. La prophylaxie consiste dans les perfectionnements industriels qui ont pour but d'empêcher qu'il ne s'échappe des vapeurs d'aniline susceptibles d'infecter l'atmosphère, pendant la distillation de la pâte aniligène et pendant la condensation. Ces perfectionnements sont introduits aujourd'hui dans la plupart des grandes usines où les accidents d'intoxication s'observent rarement.

§ V. — *Ouvriers en brai.*

Manouvrier[1] a observé des troubles visuels chez les ouvriers qui travaillent à la fabrique d'agglomérés de houille. Pendant les diverses opérations auxquelles donne lieu le brai ou résidu de la distillation du goudron de houille, il se produit une fine poussière qui est répandue dans l'atmosphère et qui s'attache aux parties découvertes de la peau. Il en résulte pour les yeux des picotements, du larmoiement, de la photophobie et des conjonctivites. A la longue, il se produit de l'intoxication générale occasionnant une amblyopie sans lésions. Cette intoxication est analogue à celle qu'on observe avec l'aniline ou la fuchsine, substances également dérivées de la houille. On peut donc dire en général qu'il existe une amblyopie occasionnée par l'intoxication houillère.

-----

1. Manouvrier, *Maladies et hygiène des ouvriers travaillant à la fabrication des agglomérés de houille et de brai* (*Annales d'hygiène*, 2e série, tome XLV, p. 459 et tome XLVIII, p. 442).

ARTICLE III

PROFESSIONS PRODUISANT DIVERSES AFFECTIONS OCULAIRES EXTERNES.

§ Ier. — *Ouvriers qui travaillent dans les mines.*

Les ouvriers qui travaillent dans les mines de charbon sont sujets à une variété de *nystagmus* qui leur est tout à fait spéciale et qui se distingue du nystagmus ordinaire par les caractères différentiels suivants : celui qui en est atteint a conscience de son infirmité; les objets semblent vaciller autour de lui et l'affection est curable. Ce nystagmus a été étudié surtout par MM. Dransart et Romiée, qui sont placés dans des centres houillers et qui ont eu l'occasion d'observer de nombreux cas du nystagmus des mineurs. Ce sont en général les ouvriers âgés qui en sont atteints, et la plupart du temps c'est la variété rotatoire qui domine. Le mineur travaille couché et le regard dirigé en haut [1]; de là un surmenage des muscles élévateurs de l'œil et des muscles de convergence, surmenage qui retentit bientôt sur l'accommodation.

L'anémie dite des mineurs favorise le surmenage en diminuant la tonicité ordinaire, mais

1. Knab, *les Minéraux utiles et l'exploitation des mines.* Paris, 1888, 1 vol. in-16. (*Bibliothèque scientifique contemporaine.*)

n'est pas une cause productrice directe de nystagmus.

PROPHYLAXIE. — La prophylaxie à suivre consiste pour Dransart, dans le travail en plein jour,
ou tout au moins dans une position qui n'exige
pas l'élévation du regard. Les toniques, les recon-
stituants et l'électricité constitueront les principaux
moyens à opposer à l'affection. Romiée conseille
de stimuler l'accommodation par l'instillation alter-
native d'atropine et d'ésérine.

Outre le nystagmus, les ouvriers mineurs sont
encore exposés à l'introduction de corps étrangers
(poussières de charbon), et à des traumatismes plus
ou moins considérables par suite des coups de
mine et du grisou.

Les précautions à prendre contre ces accidents
sont réglées par les Compagnies minières (lunettes,
lampes de sûreté et par-dessus tout ventilation
puissante).

§ II. — *Moissonneurs.*

Le *Hay-fever* ou *fièvre des foins* s'accompagne
toujours d'une conjonctivite secondaire développée
par l'intermédiaire du canal lacrymal et des fosses
nasales, qui sont le point de départ de l'inflammation. Cette conjonctivite persiste très souvent
après la disparition des autres symptômes du hay-
fever. Elle a des caractères particuliers qui la

distinguent de la conjonctivite ordinaire; ce sont : des démangeaisons excessives et intolérables dans les bords ciliaires et jusque dans les sourcils; un larmoiement considérable et une photophobie intense et hors de proportion avec le degré et la nature de l'inflammation de la muqueuse; enfin, une sécrétion catarrhale très peu abondante. En somme, il y a dans la conjonctivite des foins une hyperesthésie nerveuse qui n'existe pas dans la conjonctivite catarrhale vulgaire. Dans la première, c'est l'élément nerveux qui domine; dans la seconde, c'est la sécrétion. Les traitements qui réussissent dans la conjonctivite ordinaire échouent dans la conjonctivite des foins, ce qui démontre encore la différence étiologique des deux affections. La photophobie étant le symptôme le plus pénible à supporter, nous obtenons d'excellents résultats par les instillations d'ésérine à 0,02/10 ou de pilocarpine 0,10/10 qui resserrent la pupille et diminuent d'autant la quantité de lumière pénétrant dans l'œil, ce qui amène un soulagement et une amélioration considérable de tous les symptômes.

§ III. — *Ouvriers exposés aux vapeurs de soufre.*

Les ouvriers qui sont exposés aux vapeurs ou aux poussières de soufre et de ses composés *(raffineries de soufre, blanchiment des étoffes de laine et soie, soufrage des vignes, etc.....),* contractent souvent une conjonctivite particulière étudiée par Bouisson, de Montpellier[1]. C'est une inflammation qui se développe par suite de l'action irritante des poussières de soufre et qui reste localisée à la conjonctive sans presque jamais atteindre la cornée. Le soufre sublimé ou fleur de soufre contient une certaine quantité d'acide sulfurique; aussi est-il plus irritant que le soufre trituré, qui lui-même l'est davantage que le soufre plâtré. Pour le soufrage des vignes il importe donc de choisir l'espèce de soufre à employer, de porter des lunettes et de se servir de soufflets qui projettent la poussière directement sur les feuilles.

§ IV. — *Ouvriers exposés à une chaleur excessive, aux gaz et à certaines poussières ou émanations.*

Il existe encore d'autres professions dans lesquelles on est exposé à des blépharo-conjonctivites occasionnées :

1° par la chaleur excessive (verriers, porcelainiers, forgerons, fondeurs, cuisiniers, ouvriers des hauts-fourneaux, boulangers);

2° par des gaz (vidangeurs, égoutiers, boyaudiers, étameurs);

3° par des poussières irritantes (chapeliers, cardeurs, etc.....).

1. Bouisson, *Tribut à la chirurgie,* Paris, 1858, tome II.

Une large ventilation des ateliers, la propreté, la précaution de ne pas se frotter les yeux avec les mains sales : telles sont les mesures hygiéniques à prendre dans ces diverses professions.

La grande chaleur et la lumière artificielle, pas plus que les efforts d'accommodation, n'exercent aucune influence sur la formation de la cataracte chez les ouvriers. On a accusé certaines professions telles que celles de boulanger, verrier, fondeur, cultivateur..... de développer la cataracte par suite de la perte de liquide considérable subie par les ouvriers exposés à une température élevée ou à des transpirations abondantes. Lorsqu'une cataracte survient chez un ouvrier de cette catégorie, c'est uniquement en vertu de l'hérédité ou d'une dyscrasie quelconque *(glycosurie, alcoolisme, syphilis, goutte)*. Quant aux circonstances extérieures physico-chimiques dépendant de la profession, elles ne jouent qu'un rôle purement secondaire.

L'intoxication mercurielle survenant à la suite d'une absorption chronique par la peau et les poumons chez les ouvriers qui travaillent le mercure, dans l'étamage des glaces, l'argenture et la dorure... produit quelquefois, mais rarement il est vrai, des altérations du côté de la vue : tremblements des muscles de l'œil analogues à ceux des bras et des jambes, diplopie, nystagmus, amblyopie avec ou sans atrophie. Ces troubles visuels s'expliquent par une sorte d'anémie spasmodique semblable à celle qu'on observe dans toutes les autres intoxications.

§ V. — *Blanchisseurs.*

Les ouvriers et ouvrières qui blanchissent le linge sont très souvent atteints de conjonctivite granuleuse, aiguë ou chronique, contractée par inoculation, lorsqu'ayant lavé du linge imprégné de matière contagieuse, ils portent sans y faire attention, les doigts aux yeux, tellement est grande la virulence du pus blennorrhagique, même desséché.

Les ouvriers blanchisseurs doivent donc être avertis du danger auxquels ils sont exposés, eux et leur famille, par suite de manque de précautions.

Chaque ouvrier devra avoir un linge propre sur lui, dont il se servira exclusivement pour s'essuyer les yeux, et il aura grand soin de se laver les mains chaque fois qu'il devra les porter à la figure.

ARTICLE IV

PROFESSIONS PRODUISANT DES TRAUMATISMES OCULAIRES

§ Ier. — *Moissonneurs.*

Chez les moissonneurs, l'introduction plus ou moins violente des barbes d'épis de blé dans l'épaisseur de la cornée peut provoquer le développement de la kératite suppurative, dite *des moissonneurs*, qui est une affection très grave, appartenant à la classe des nécroses de la cornée. La suppuration est très abondante, la cornée se détruit sur une large étendue, et quelquefois l'œil tout entier se perd.

Martin Duclaux conseille aux cultivateurs de porter des conserves en forme de coquille, qui réuniront le double avantage de préserver l'œil des traumatismes et d'une trop vive lumière. En général, tous les traumatismes de l'œil peuvent se terminer par des kératites à hypopion, sous l'influence de plusieurs causes concomitantes, dont les principales sont : les irritations conjonctivales de toute nature, le catarrhe du sac lacrymal, le tempérament scrofuleux, la syphilis, une grande chaleur et trop souvent encore, surtout dans les campagnes, l'insouciance et la négligence après l'accident.

Il faut éclairer à ce sujet les nombreuses catégories d'ouvriers exposés aux traumatismes oculaires.

§ II. — *Ouvriers exposés à l'introduction de corps étrangers dans l'œil.*

Les traumatismes oculaires professionnels sont très fréquents et il n'existe pour ainsi dire aucun métier qui n'en soit indemne. Yvert qui a pris des observations à ce sujet, a trouvé que sur 5,465 cas annuels de maladies d'yeux, 342 étaient consécutives à des traumatismes de toute nature; ce qui fait approximativement un cas par jour dans l'année et en moyenne 6,30 o/o d'affections traumatiques.

Les professions qui fournissent le plus grand nombre d'accidents oculaires sont en première ligne celles dans lesquelles on manie le fer, l'acier, la fonte, les métaux et les minerais *(serruriers, forgerons, mineurs, tailleurs de pierre, aiguiseurs).*

Les poussières de toute sorte (ouvriers des manufactures de tabac, chapeliers, fourreurs, scieurs de long, etc…), outre l'irritation blépharo-conjonctivale qu'elles produisent, sont assez souvent l'occasion de corps étrangers sans aucune gravité. Les pailles métalliques et les éclats de pierre, produisent des désordres variables suivant leur force de projection et leur profondeur de pénétration, depuis la simple contusion jusqu'à l'abcès de la cornée, la blessure de l'iris, du cristallin des membranes profondes et la perte du globe de l'œil, ainsi qu'Yvert l'a si complètement décrit [1].

Il faut qu'on sache à quel danger on s'expose en ne réclamant pas des soins immédiats, lorsque l'œil a reçu un corps étranger ou subi un traumatisme quelconque. Il faut aussi que tous les médecins de campagne et d'usines sachent prati-

1. Yvert, *Des traumatismes de l'œil.*

quer l'extraction des corps étrangers de l'œil dans les cas ordinaires, de façon à ce que cette petite opération puisse toujours être faite sans aucun retard.

§ III. — *Ouvriers exposés aux brûlures de l'œil.*

Les professions dans lesquelles on manie des substances explosives (*pyrotechnies, poudreries.....*), des matières en fusion (*verreries, fonderies.....*) et des matières chimiques et caustiques (*ouvriers qui manient la chaux, l'aniline, les acides, les alcalis et certains sels.....*) produisent des brûlures qu'Yvert a divisées en quatre degrés : desquamation épithéliale, ulcération, sphacèle d'une moyenne épaisseur de la cornée et sphacèle de toute l'épaisseur de cette membrane. Quant aux traumatismes par explosion, ils produisent en général en même temps que des brûlures par déflagration, des blessures par corps étrangers.

§ IV. — *Prophylaxie des traumatismes professionnels.*

La prophylaxie des divers traumatismes de l'œil consiste surtout dans le port de lunettes protectrices spéciales, à grillage métallique ou en mica. La plupart des usines dans lesquelles il y a à redouter des éclats métalliques, des corps étrangers et des projections de substances caustiques, sont pourvues de lunettes de ce genre. Mais les ouvriers négligent souvent de les porter ; c'est alors que la vigilance et l'autorité des chefs d'ateliers doivent intervenir activement pour imposer l'exécution de cette mesure.

Quant aux imprudences et aux légèretés de toute sorte qui peuvent être la cause d'accidents, les chefs d'établissement doivent exercer une surveillance sérieuse et ordonner des règlements sévères et minutieux, concernant l'ordre et la discipline intérieure des ateliers, pour le maniement des substances corrosives et pour les précautions de toute nature propres à prévenir les accidents. Les patrons sont directement intéressés à protéger la vue de leurs ouvriers par des mesures prophylactiques ; plus ils y tiennent la main et plus leur responsabilité se trouve dégagée en cas d'accident.

Les lunettes seront d'un modèle quelconque à grillage métallique ou en mica ; en tous cas, elles devront toujours assurer la protection parfaite de l'œil et, pour cela : être solides et résistantes aux chocs et emboîter exactement tout le pourtour de l'orbite, de façon à protéger le globe oculaire dans toutes les directions [1]. Que de fois cette mesure

1. Les verres en *cristal de roche* sont doués d'une solidité extrême et d'une force de résistance considérable qui les rend précieux contre les traumatismes de toute nature. Leur

prophylactique est négligée et combien de cas de cécité sont imputables à cette négligence !

La première indication à remplir en cas de corps étrangers, c'est l'extraction. Il faudra y procéder le plus tôt possible. Plus vite les soins médicaux seront donnés et plus sûrement les dangers de l'ophtalmie sympathique seront évités [1].

Pour les brûlures, la première chose à faire, c'est de laver à grande eau le globe de l'œil et les culs-de-sac conjonctivaux ; puis il faut neutraliser autant que possible la substance chimique et caustique, par des alcalis s'il s'agit d'acide et vice-versâ ; par de l'eau sucrée pour les brûlures occasionnées par la chaux éteinte, comme l'a conseillé Gosselin, et par de l'eau salée quand il s'agit de nitrate d'argent. Nous employons en général la vaseline fondue et la cocaïne, pour atténuer les douleurs et faciliter la cicatrisation.

prix plus élevé que celui des verres en crown-glass, ne les rend pas pratiques pour les ouvriers des usines. Mais nous en recommandons l'usage aux personnes qui désirent se précautionner contre les accidents dans les usines, à la chasse, etc.

1. Voyez pages 238 et 239.

TROISIÈME PARTIE

HYGIÈNE
A L'USAGE DES AVEUGLES

Jusqu'ici nous ne nous sommes occupés que des personnes dont la vue est intacte : des *voyants* en un mot, qu'ils soient emmétropes ou qu'ils se servent de verres appropriés à la conformation spéciale de leurs yeux.

Nos conseils d'hygiène s'appliquaient aux cas physiologiques et aux personnes jouissant du bienfait de la vue, dans le but de la leur conserver dans son intégrité. Mais le médecin hygiéniste ne doit-il pas s'occuper également des *aveugles,* dont la situation précaire est si bien faite pour attirer son attention et exciter tout son intérêt ?

Avant de finir cette étude, nous avons voulu exposer quelques considérations relatives à la trop nombreuse catégorie des *aveugles* et formuler certaines règles qui peuvent leur être applicables.

Nous n'avons pas à nous occuper ici de la question d'économie sociale soulevée par ce sujet, quoiqu'elle ait une grande importance, étant donnée la nécessité qui s'impose à l'État de prescrire des mesures d'hygiène et de veiller à leur exécution. Par sa sollicitude et sa vigilance, il diminuera dans une certaine mesure le nombre des aveugles, et allégera d'autant les charges qui lui incombent pour l'entretien de ceux qui n'ont aucune ressource : il fera ainsi une œuvre double, d'humanité et d'économie.

Il y a deux sortes d'aveugles : d'abord ceux dont la vue est définitivement perdue et qui ne perçoivent plus ou presque plus la sensation de la lumière ; puis ceux qui ne sont atteints que d'une cécité incomplète, mais incurable.

CHAPITRE I.

AVEUGLES DONT LA CÉCITÉ EST COMPLÈTE

Ces malades ne perçoivent même plus la lumière, ou bien cette perception est réduite chez eux à un degré rudimentaire qui ne leur laisse même pas la faculté de *s'orienter* dans telle ou telle direction, faculté qu'on peut considérer en général comme existant encore lorsqu'on peut compter les doigts à la distance d'à peu près un mètre et avec un bon éclairage. Les lésions organiques qui ont amené un pareil degré de cécité sont incurables et la fonction visuelle est incapable de s'améliorer.

§ Ier. — *Instruction et éducation des aveugles.*

Il s'agit souvent d'un enfant dont les deux cornées sont transformées en leucomes adhérents, par suite d'une ophtalmie des nouveau-nés mal soignée ; ou bien c'est un malade jeune, vigoureux, plein de force et d'intelligence, dont les deux nerfs optiques sont atrophiés. L'ophtalmologiste n'a rien à tenter dans ces cas, son rôle est malheureusement fini [1]. Mais en présence de pareilles lésions, il faut chercher à utiliser les forces intellectuelles de l'individu, à lui procurer les moyens de s'instruire et par là même d'adoucir son mal. C'est ici que la connaissance de la méthode *Braille* trouve son application, et la bibliothèque des aveugles fondée par M. de la Sizeranne rend à ce point de vue les services les plus signalés.

Nous pensons rendre service à nos lecteurs et à nos confrères qui auraient l'occasion de donner des conseils dans ce sens, en reproduisant un article publié dans le journal le *Figaro,* en septembre 1887 et qui donne la description de cette œuvre si humanitaire et vraiment française.

Voici cet article :

« LA BIBLIOTHÈQUE DES AVEUGLES.

« Les deux mots qui composent ce titre semblent jurer ensemble. Il n'en est pourtant pas qui pourraient former un accord plus parfait.

« On sait que les aveugles lisent couramment, avec leurs doigts, des caractères en relief, qui sont composés d'après un alphabet particulier, chef-d'œuvre de simplicité.

1. Voir, page 296, la description du procédé de *cornée artificielle* du docteur E. Martin, de Marseille.

« Mais la transcription de noir en relief coûtant assez cher, les aveugles fortunés seraient seuls à même de faire ainsi transcrire les chefs-d'œuvre de notre langue.

« Qu'a fait l'homme qui a de bonnes raisons pour aimer les aveugles, puisqu'il est aveugle lui-même, M. Maurice de la Sizeranne ? Il a gagné à la cause de ses frères en cécité un certain nombre d'hommes et de femmes du monde.

« Il leur a appris la transcription du noir en relief. Depuis un an à peu près, ces dames et ces messieurs, avec un dévouement dont on ne saurait trop les louer, font des livres pour aveugles.

« Ces ouvrages, dès qu'ils sont terminés et reliés, sont déposés dans la bibliothèque fondée en janvier 1886 par M. de la Sizeranne qui, trop modeste, lui a donné le nom de l'inventeur des caractères en relief, *Louis Braille*.

« La bibliothèque Braille, située boulevard des Invalides, en face l'église Saint-François-Xavier, est gratuite et circulante. Nos trente-trois mille aveugles peuvent y puiser tous les volumes dus au travail des personnes citées plus haut.

« Mais on comprend que les ouvrages en relief ne peuvent point, comme nos livres ordinaires, être tirés à de nombreux exemplaires. Chacun d'eux forme pour ainsi dire une édition spéciale. M. de La Sizeranne serait donc reconnaissant envers les personnes qui, ayant des loisirs, désireraient venir de la sorte en aide aux aveugles.

« Ils le trouveront chaque jour dans le cabinet de travail qui est attenant à la bibliothèque, un très curieux cabinet dont presque tous les objets sont l'ouvrage des aveugles. C'est un aveugle qui a tressé le paillasson qu'on trouve devant la porte. Un deuxieme a réparé la pendule, un troisième a tourné dans les ateliers d'aveugles, dont il a été souvent parlé ici même, les flambeaux, les vide-poches, etc.

« Je demande quels sont les ouvrages qui plaisent le mieux aux lecteurs des volumes en relief. On me cite George Sand, dont la *Petite Fadette* et la *Mare au Diable* sont très demandées; M. Maxime du Camp, dont le *Manteau déchiré* est toujours dans les mains de quelqu'un. Le poète favori des aveugles s'appelle François Coppée. Il sait si simplement décrire les misères des petits !

« Le large bureau de M. de La Sizeranne est écrasé sous un amoncellement de papiers et de livres en relief. Il y a là de tout, des dossiers, des chemises, des enveloppes de percaline regorgeant de notes toujours prises à l'aide de points piquant le papier. Pur volapük pour ceux qui ne sont pas initiés.

« On sait que M. de La Sizeranne dirige depuis de longues années deux revues importantes, qui vont dans le monde entier : le *Valentin Haüy* qui, imprimé en caractères ordinaires, donne aux voyants des nouvelles des aveugles ; le *Louis Braille*, destiné aux non-voyants et imprimé conséquemment en relief.

« Mais c'est surtout à sa bibliothèque qu'il consacre maintenant tous ses soins. Il est fier de pouvoir mettre à la disposition de ses frères les chefs-d'œuvre de notre littérature, — Bossuet et La Bruyère, Victor Hugo et de Vigny, — un millier d'ouvrages en tout.

« Il est vrai que chacun s'est empressé d'offrir son concours à l'ami des aveugles. Le papier de ces volumes qui occupent une place considérable, à cause du relief de l'écriture, est fourni gracieusement par MM. Montgolfier, Blanchet frères et Kleber (de Rives), Vieilhomme (de Domaine). Les ouvrages sont reliés gratuitement par les petits infirmes de la maison des frères de Saint-Jean-de-Dieu.

« Rien n'est plus intéressant que de voir, le mardi, jour où l'on communique les livres, les aveugles de tout âge et de toute profession venir chercher dans la bibliothèque un peu de pâture *Braille* intellectuelle. Celui-ci désire se récréer, celui-là compléter son éducation, très bien commencée dans les écoles spéciales. »

C'est donc à la bibliothèque de M. de La Sizeranne, située au boulevard des Invalides, qu'il faut adresser les aveugles, qui pourront s'y instruire et y puiser les éléments de leur culture intellectuelle.

Peut-être même pourra-t-on un jour arriver à utiliser la perception lumineuse quantitative conservée dans un œil, si minime qu'elle soit, pour imaginer une espèce d'alphabet, au moyen du nombre d'impressions lumineuses successivement répétées.

§ II. — *Travail et occupations des Aveugles.*

Une autre condition importante dans l'existence des aveugles, c'est de ne jamais les laisser dans l'inaction et l'isolement. En général, les malades atteints de cécité ne sont pas tristes; leurs idées et leur caractère sont empreints de douceur, de gaîté, de bienveillance, et ils ne révèlent presque jamais des dispositions à la misanthropie, à la lypémanie, au désespoir ou au suicide. Cette heureuse disposition d'esprit provient de la faculté qui leur reste de pouvoir communiquer et échanger leurs impressions et leurs émotions. La vie de relation, si restreinte et si précaire pour eux, subsiste encore dans une de ses parties agréables; aussi faut-il organiser leur existence de façon à ce qu'ils puissent jouir le plus possible de ce grand bienfait moral. Lorsque les aveugles sont seuls et inoccupés, ils pensent à leur infirmité, à leur existence perdue et désormais sans but, sans intérêt et sans utilité;

leur moral s'affaiblit et le désespoir devient leur pensée dominante.

Il faut donc veiller à ce que les aveugles soient sans cesse occupés et distraits et à ce point de vue rien n'est précieux comme certains travaux manuels auxquels on arrive très facilement à les initier. C'est merveille de visiter par exemple les ateliers de travail de la maison des frères de Saint-Jean-de-Dieu, dans lesquelles on fabrique des brosses, des tapis, de la sparterie et même de la tapisserie[1].

En agissant constamment sur le moral des aveugles par l'éducation, l'instruction, les lettres, les arts, les occupations et les distractions, ils sentiront moins leur malheureux sort, le supporteront avec plus de philosophie et ils arriveront même à trouver encore un certain charme à l'existence.

1. Voir page 290.

CHAPITRE II

AVEUGLES DONT LA CÉCITÉ EST INCOMPLÈTE

§ Ier. — *Généralités.*

Les malades de cette catégorie voient encore suffisamment pour se conduire, s'orienter et pour distinguer des objets d'un certain volume ; mais il leur est impossible d'exercer certaines professions et de se livrer à certaines occupations qui exigent l'exercice du sens de la vue. Les lésions organiques qui ont amené la cécité sont définitives et incurables ; mais les symptômes fonctionnels peuvent s'amender dans une certaine mesure par un exercice méthodique et par l'observation de certaines règles pratiques.

Le nombre de ces aveugles est très grand et leur infirmité présente tous les degrés, depuis certaines perceptions lumineuses vagues jusqu'à la possibilité de se conduire et de distinguer les objets d'un certain volume ou les grands caractères d'imprimerie. En tous cas, nous ne rangeons dans cette catégorie que les malades dont la lésion oculaire est définitive et inguérissable et dont la fonction visuelle a subi une diminution qui les place dans un certain état d'infériorité, en raison de l'amoindrissement de leurs fonctions de relation, de leur incapacité de travail plus ou moins prononcée et de l'aide de leurs semblables qui leur est presque toujours nécessaire pour les divers besoins de l'existence.

Tel malade lira encore les caractères moyens, tandis que tel autre ne pourra déchiffrer que les gros caractères, les entêtes des journaux par exemple; un autre aura de la peine à se conduire tout seul. En général, la vision sera d'autant plus affaiblie que le processus morbide aura altéré plus profondément les milieux de l'œil et les éléments de la rétine et du nerf optique.

Il ne faut pas abandonner ces malades à leur sort et se contenter, comme pour les aveugles atteints de cécité complète, de veiller à leur éducation, à leurs occupations et de réagir favorablement sur leur moral. On doit d'une part chercher à améliorer le peu d'acuité visuelle qui subsiste, et d'autre part, placer ces malades dans les conditions sociales les mieux appropriées à leur genre d'infirmité, de façon à en tirer le meilleur parti possible.

Les lésions externes qui ont pour conséquence un affaiblissement plus ou moins considérable de la vue sont principalement :

Les *leucomes* de la cornée ou larges taies blanches et opaques, étendues à une certaine profondeur et à toute l'épaisseur de la cornée, qui interceptent d'autant plus complètement les rayons lumineux qu'elles sont plus larges et situées plus au devant de la pupille.

Ces taches, souvent assez larges et d'un blanc nacré, constituent alors une vraie difformité, déparent la physionomie et la rendent disgracieuse. Pour obvier à cet inconvénient, on colore les leucomes cornéens, en introduisant dans le tissu cicatriciel de l'encre de Chine, au moyen d'un procédé opératoire particulier appelé *tatouage;*

Les *staphylômes* de la cornée, caractérisés par une proéminence opaque plus ou moins volumineuse et plus ou moins généralisée de la cornée, à travers laquelle les rayons ne passent qu'imparfaitement. Toutes les lésions qui diminuent la résistance de la cornée en un point donné peuvent amener à la longue la production de staphylômes (ophtalmies purulentes, blennorrhagiques et scrofuleuses, leucomes avec adhérences de l'iris ou synéchies antérieures, leucomes non adhérents, ulcérations et abcès perforants de la cornée, corps étrangers implantés dans cette membrane, traumatismes...)[1]

1. *Cornée artificielle* de E. Martin. — Le docteur E. Martin, de Marseille, a imaginé en 1886 un procédé opératoire dans le but de créer à travers les membranes oculaires une voie artificielle qui livre passage aux rayons lumineux et qui permette pour ainsi dire de remplacer la cornée dans les cas

Quant aux lésions profondes qui amènent une cécité incomplète, ce sont :

En première ligne, *les atrophies de papille* en général, quelles qu'en soient les causes (syphilis, ataxie locomotrice, névrite optique, embolie de l'artère centrale, glaucomes, rétinite pigmentaire, traumatismes...), lorsque le processus atrophique

où elle est devenue complètement opaque et lorsque la rétine et le nerf optique sont intacts et peuvent encore fonctionner.

Il place d'abord l'œil à opérer en strabisme convergent (un quart de cercle environ), par l'avancement du muscle droit interne jusqu'au bord de la cornée, de façon à dissimuler le leucome dans le grand angle de l'œil et à y porter en même temps la cornée, l'iris et le cristallin qui sont des obstacles infranchissables. Quinze jours après, il introduit dans le plan horizontal de la sclérotique, membrane qui dans l'œil ainsi preparé s'offre à l'action du chirurgien, à 6 millimètres environ de la cornée, un petit appareil en or, fabriqué par M. Mathieu d'après ses indications, véritable *clou* à large tête, percé d'une ouverture de 0^{mm} 8. Ce petit tube est introduit *sous-conjonctivalement* et se trouve maintenu en place par la conjonctive elle-même. Huit ou dix jours après, il ne reste plus qu'à dégager l'orifice du *clou*, à le débarrasser de son obturateur conjonctival, au moyen du galvano-cautère par exemple, et la lumière peut alors pénétrer dans l'intérieur de la cavité oculaire.

E. Martin a obtenu par ce procédé des résultats satisfaisants sur plusieurs aveugles, même dans des cas de cécité ancienne, en leur permettant de distinguer la flamme d'une bougie placée à plusieurs mètres de distance et en rendant de la sorte à la lumière des malheureux qui s'en croyaient à jamais privés.

est arrêté dans sa marche progressive, la lésion devenue stationnaire et lorsque la papille conserve encore un certain degré de vascularisation;

Le *glaucome simple*, la *rétinite pigmentaire*, l'*embolie de l'artère centrale* de la rétine et du nerf optique, le *décollement de la rétine*... affections dans lesquelles les troubles visuels peuvent rester stationnaires pendant une très longue durée avant d'amener la cécité complète, et qui même n'y aboutissent pas fatalement.

Il arrive quelquefois que des troubles visuels surviennent chez des malades porteurs de lésions de ce genre stationnaires et anciennes. On peut croire alors à une reprise des phénomènes inflammatoires, alors que les troubles dont nous parlons sont absolument indépendants de la lésion primitive (amblyopie nicotinique ou alcoolique par exemple, survenant dans un cas d'atrophie ancienne et stationnaire, etc.). Il y a simplement là une coïncidence qu'il importe de savoir discerner afin de ne pas commettre d'erreurs de diagnostic préjudiciables aux malades.

Les personnes chez lesquelles les lésions externes ou profondes que nous venons d'énumérer ne sont que monoculaires, et qui possèdent encore un bon œil, ne peuvent à vrai dire être considérées comme aveugles, aussi n'a-t-on pas l'habitude de les comprendre dans les statistiques des cas de cécité. On comprend de quelle importance deviennent dans ce cas les règles hygiéniques de toute sorte et avec quelle vigilance attentive il importe de protéger l'œil sain.

§ II. — *Règles d'hygiène à l'usage des aveugles dont la cécité est incomplète.*

PORT DE CONSERVES. — Pour tous les malades de cette catégorie, une règle qui s'impose avant toutes consiste dans le port de conserves de teintes variables suivant les cas[1].

Il s'agit tantôt d'atténuer les effets d'une lumière trop vive et trop éclatante et de remédier à des symptômes chromatiques morbides, comme par exemple dans certaines lésions définitives occasionnées par des rétinites ou des choroïdes et s'accompagnant de photophobie, de photopsies ou de chrupsies. Dans les cas de ce genre, c'est aux verres *bleus cobalt* qu'il convient d'avoir recours, ou aux verres de teinte *verte bleutée,* ou encore aux verres *fumés* de teinte neutre. Tantôt au contraire il s'agit d'exciter la rétine affaiblie comme dans les atrophies de la papille. On peut alors essayer des conserves *vertes* ou *jaunes* (teinte de Fieuzal), qui d'une part adoucissent l'éclat trop vif de la lumière solaire et d'autre part laissent passer en abondance les rayons jaunes du spectre solaire destinés à exciter la membrane rétinienne.

1. Voyez pages 117 et 155.

Dans le choix des teintes à conseiller aux malades, qui tous sont porteurs de lésions organiques plus ou moins graves, il est important d'essayer leur susceptibilité individuelle à telle ou telle nuance, ce qui convient et réussit aux uns pouvant être inutile aux autres, les incommoder et même leur devenir nuisible.

ÉCLAIRAGE. — Le plus souvent une lumière trop vive éblouit ces malades, les fatigue et leur devient nuisible. Il faut donc les placer dans des conditions d'éclairage appropriées à leur genre de maladie, et garantir leurs yeux par des lunettes de forme coquille, grillagées ou entourées de taffetas noir, par des abat-jour et atténuer par tous les moyens connus l'éclat des différentes sources lumineuses.

Une trop grande obscurité est également contraire dans certains cas, quand il s'agit par exemple d'affections atrophiques ou paralytiques de l'œil. Aussi faut-il se garder, comme cela se voit encore quelquefois, de recommander à ces malades le régime de la chambre noire. Il faut trouver un moyen terme et éviter à la fois une trop vive lumière et une obscurité trop grande. Les objets à regarder seront largement éclairés et les malades qui devront les fixer devront être placés dans une demi-obscurité et tourner le dos à la lumière.

MORAL. — On devra s'efforcer de conserver à ces malades tout leur moral. Pour cela, il est prudent de ne pas leur enlever tout espoir, il faut les distraire par tous les moyens compatibles avec leur situation particulière, et agir petit à petit sur leur esprit dans le but de les habituer à leur sort et de leur faire envisager l'avenir sous son aspect le moins fâcheux. Ainsi par exemple, dans les cas de décollement de la rétine, il faudra assurer aux malades que cette affection ne se manifeste pour ainsi dire jamais sur les deux yeux, qu'elle reste en général stationnaire et que par conséquent ils peuvent être persuadés de ne pas perdre la vision qui leur reste. On fera bien, dans le même ordre d'idées, de faire changer d'occupations aux malades, surtout lorsque les accidents survenus peuvent être imputables à ces occupations, comme c'est si souvent le cas.

Tous ces moyens d'agir sur le moral des malades, de ne pas les effrayer, de ne pas les décourager ni les désespérer, demandent un grand tact médical. Ils constituent ce qu'on peut appeler la *diplomatie médicale* et ils ont une importance capitale, étant donnée l'influence considérable exercée par le moral sur les malades atteints d'affections oculaires qui peuvent compromettre la vision.

EXERCICES DE LA VUE. — Par des exercices méthodiques et réguliers on peut certainement dans bien des cas améliorer l'acuité visuelle lorsqu'elle n'est pas totalement perdue. C'est ainsi qu'un malade qui par exemple ne perçoit à la distance de un mètre que les caractères numéro 15 (fig. 43), c'est-à-dire dont l'acuité est réduite à 1/15, pourra arriver au bout d'un certain temps, à distinguer les caractères numéro 10 (fig. 42) ou numéro 5 (fig. 42) etc..., c'est-à-dire à récupérer une partie de sa vision et à obtenir une acuité de 1/10 et de 1/5. Ces exercices seront pratiqués journellement et même plusieurs fois par jour, pendant un temps plus ou moins prolongé suivant les cas, et avec des verres grossissants de 4 à 10 dioptries convexes. Ces mêmes verres seront d'autre part conservés continuellement si leur aide arrive à devenir de quelque utilité. Leur numéro sera choisi par tâtonnements, moins élevé pour les personnes préalablement myopes que pour celles qui étaient emmétropes et plus élevé pour les hypermétropes.

Les exercices se feront dans certains cas (atrophies du nerf optique par exemple) sur une échelle à caractères blancs sur fond noir[1]. Pour distinguer ces caractères, la rétine ne reçoit d'excitation que dans l'étendue des lettres blanches, tandis que le reste du tableau, étant noir, n'impressionne point la rétine et fatigue moins la vue.

---

1. Voyez Galezowski, *Echelles optométriques et chromatiques pour mesurer l'acuité de vision, les limites du champ visuel et la faculté chromatique.* Paris, 1883, in-8.

L'affaiblissement de la perception colorée s'observe non seulement dans les cas de vices congénitaux (daltonisme), mais aussi très souvent à la suite de certaines affections du nerf optique et de la rétine. Les exercices de vision se feront alors avec une échelle chromatique avec caractères en couleurs placés sur un fond noir qui permettent facilement d'exercer la perceptivité colorée à distance.

Chez d'autres malades ne possédant plus qu'une acuité visuelle très réduite, les exercices pourront se faire avec des caractères en relief et de différentes couleurs, pour la perception desquels le toucher et la vue se prêteront un appui mutuel et avantageux.

Nous ajoutons à la suite de ce chapitre un certain nombre de tableaux (fig. 40 à 44) tirés des *échelles optométriques* construites par l'un de nous. Ces tableaux pourront servir aux personnes qui auraient à pratiquer les exercices dont nous venons de parler. On pourra également, à l'aide de ces tableaux, se rendre compte de l'état de sa vision et de son acuité visuelle, qu'il est convenu de considérer égale à 1, lorsqu'on peut lire couramment ou sans verre correcteur le numéro 1 à un mètre de distance, le numéro 0,50 à 0, 50 centimètres, le numéro 30 à 30 mètres et ainsi de suite.

N° 0,50. — 0^{mm},50

Marc-Aurèle portait dans le discernement des hommes un tact fort juste. Tout le groupe des sages qui se serraient autour du pouvoir présentait un aspect très vénérable ; l'Empereur les envisageait moins comme des maîtres ou des amis que comme des frères, qui lui étaient associés dans le gouvernement. Les philosophes, comme l'avait rêvé Sénèque, étaient devenus un pouvoir de l'État une institution constitutionnelle en quelque sorte, un conseil privé dont l'influence sur les affaires publiques était capitale.

N° 1. — 1^{mm}

Il ne faut point juger des hommes comme d'un tableau ou d'une figure, sur une seule et première vue; il y a un intérieur et un cœur qu'il faut approfondir : le voile de la modestie couvre le mérite, et le masque de l'hypocrisie cache la malignité.

N° 1,25. — 1^{mm},25

C'est perdre toute confiance dans l'esprit des enfants et leur devenir inutile, que de les punir des fautes qu'ils n'ont point faites. **Ils savent**

N° 1,50. — 1^{mm},50

précisément, et mieux que personne, ce qu'ils méritent, et ils ne méritent guère que ce qu'ils craignent.

Fig. 40. — Échelle optométrique.

N° 2. — 2^{mm}

que par l'impunité. L'on ne peut guère char-
ger l'enfance de la connaissance de trop de
langues, et il me semble que l'on devrait

N° 3. — 3^{mm}

Plus les peuples se communiquent
plus ils changent aisément de
manières,

N° 4. — 4^{mm}

**Le climat qui fait qu'une
nation aime à se commu-**

Fig. 41. — Échelle optométrique.

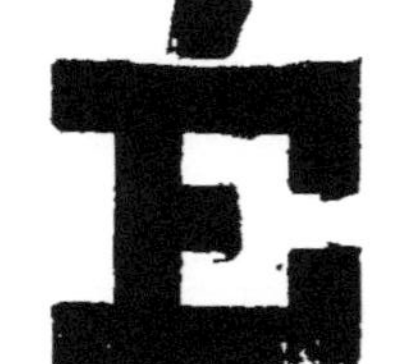
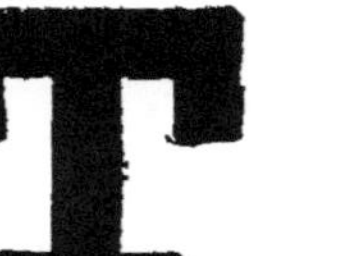
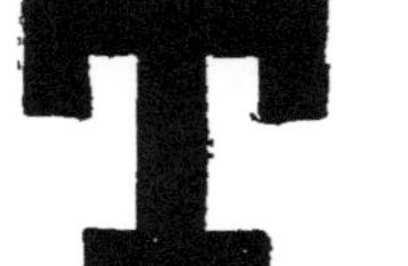
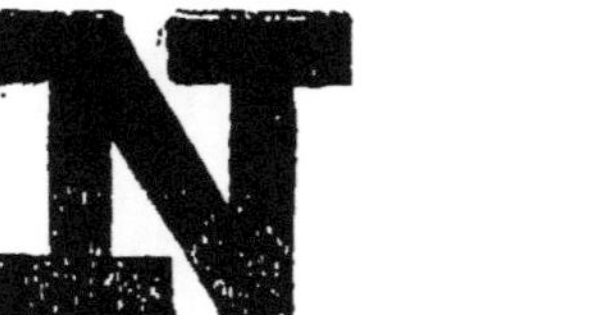
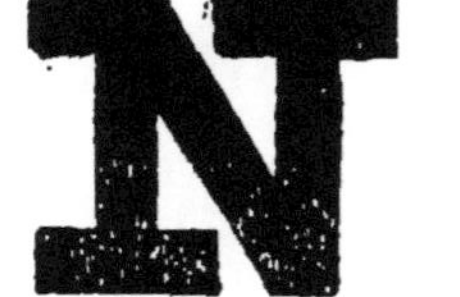
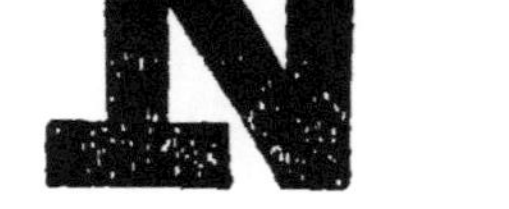
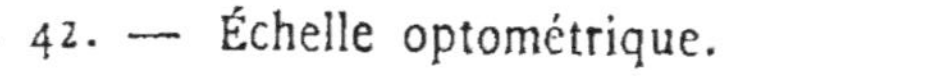
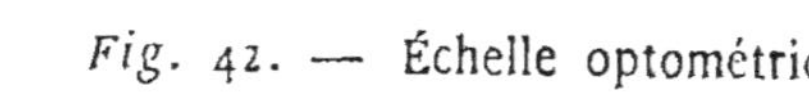

Fig. 42. — Échelle optométrique.

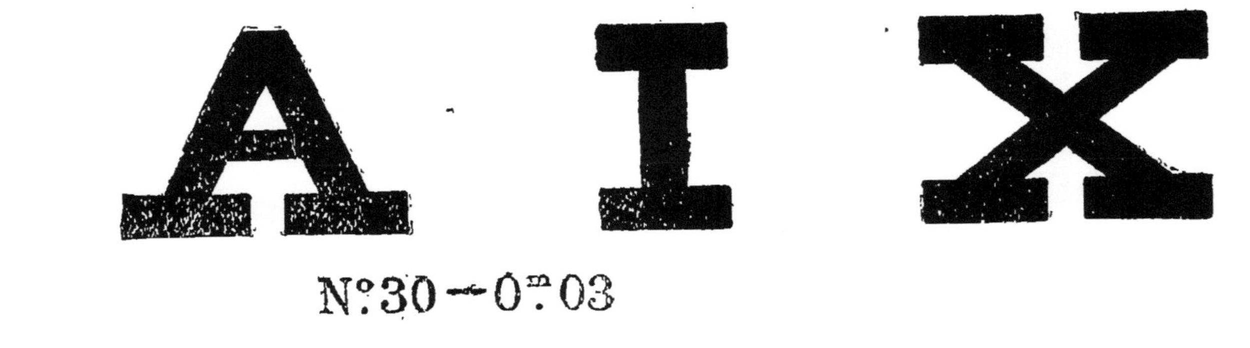
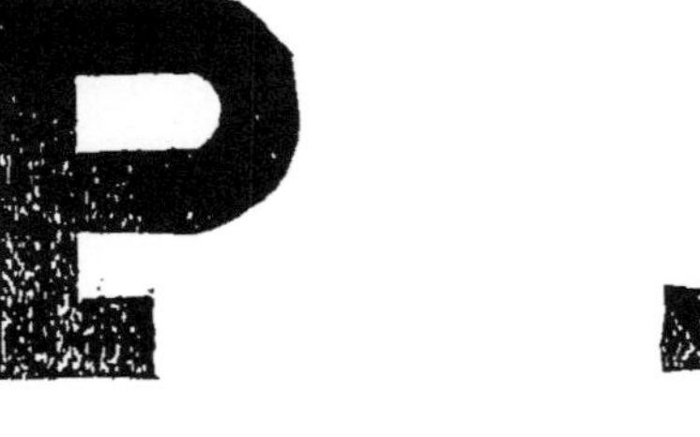
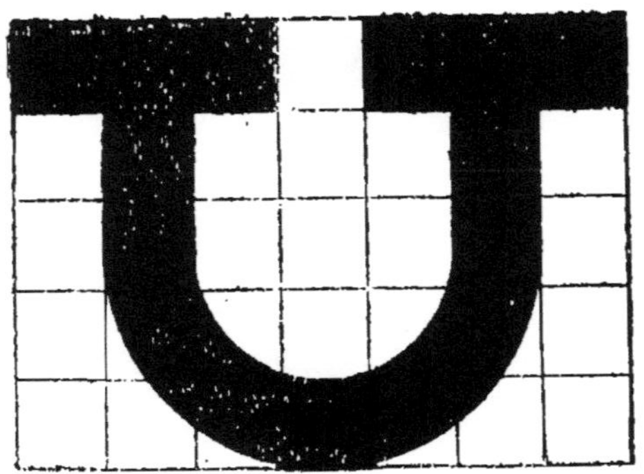
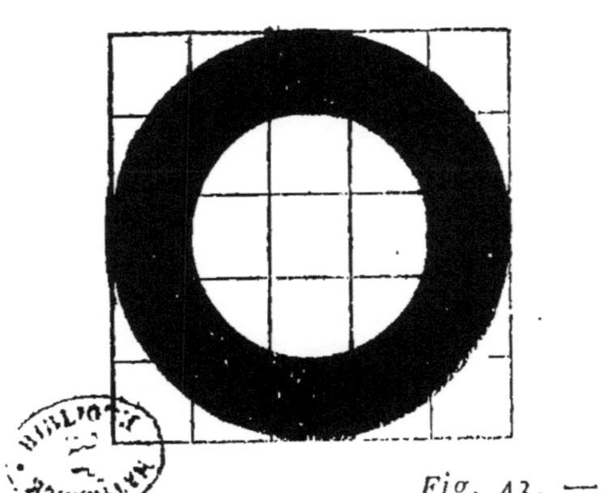
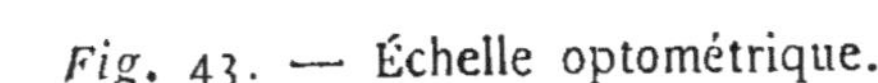

Fig. 43. — Échelle optométrique.

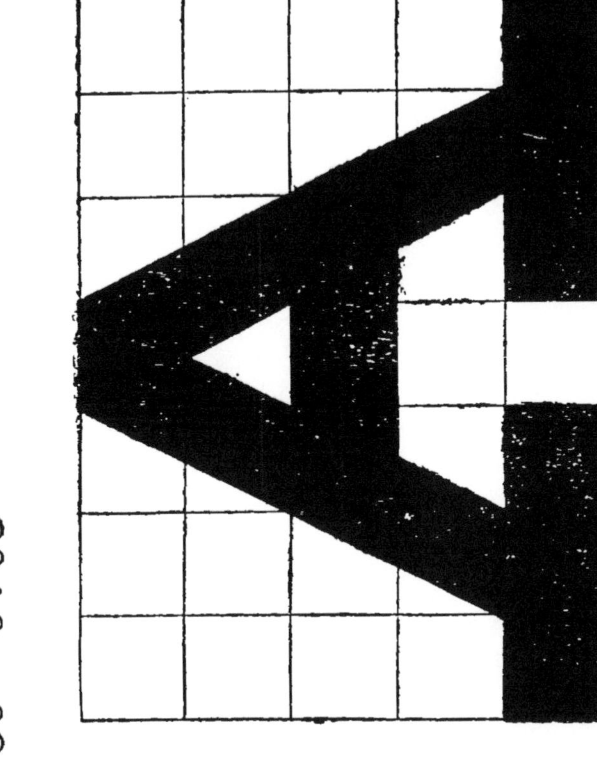

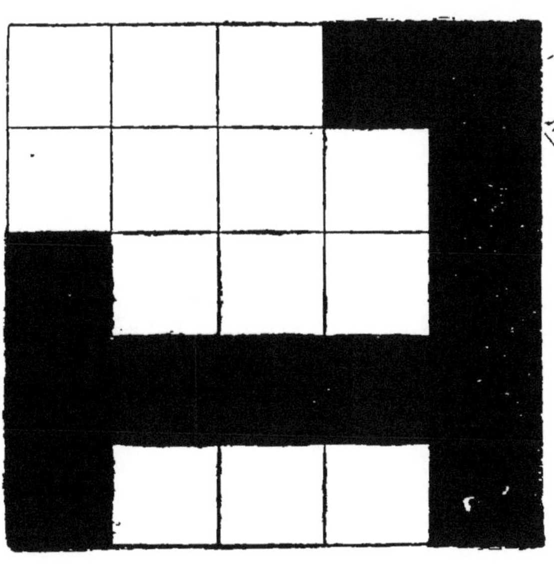

Fig. 44. — Échelle optométrique.

CHAPITRE III.

Il nous a paru bon de donner en terminant quelques indications sommaires relatives au port de l'œil artificiel à la suite de l'énucléation d'un œil malade.

La prothèse oculaire peut être appliquée en général trois ou quatre semaines après l'opération. Les premiers jours, on ne garde la pièce d'émail que pendant trois ou quatre heures, et l'on s'y habitue ensuite peu à peu. En général, on ne doit pas laisser l'œil artificiel dans l'orbite plus de quinze ou vingt heures consécutives; c'est pourquoi il est de règle de l'enlever pour la nuit et de le mettre dans un verre d'eau tiède et non froide, pour ne pas qu'il éclate par suite du changement de température.

Les personnes qui portent un œil de verre se trouvent souvent gênées et mêmes honteuses lorsqu'elles se croient observées. Pour éviter cet inconvénient et aussi pour aider à dissimuler le mieux possible l'infirmité, il est bon de donner les conseils suivants: de ne jamais se mettre en face du jour et autant que possible de toujours se placer de profil devant les interlocuteurs sans jamais les regarder en face.

Un bon œil artificiel doit avant tout imiter le mieux possible l'œil naturel. Aujourd'hui ce genre de fabrication est arrivé à un tel degré de perfection que les gens du monde et même bien des médecins se méprennent et ne distinguent pas tout d'abord l'œil artificiel du bon.

L'œil d'émail bien confectionné doit en outre n'être ni trop grand ni trop petit ; être aussi léger que possible sans cependant être trop fragile ; ne gêner le malade dans aucun de ses mouvements ; ne jamais être dépoli de façon à ne pas irriter les paupières par des rugosités (les bords et les angles doivent être lisses et émoussés).

CONCLUSIONS

Quelles *conclusions* tirer de notre étude sur l'hygiène de la vue ? C'est qu'il y a bien des maladies oculaires dont on peut restreindre l'extension par des mesures prophylactiques. Le nombre des individus atteints de cécité s'élève en France et en Algérie à 38,630 sur une population d'environ 41,000,000 habitants (statistique de 1882), ce qui fait à peu près un aveugle par 1,000 habitants. D'après les statistiques étrangères, la proportion est à peu près la même dans le reste de l'Europe. Ce chiffre est considérable et peut être attribué en grande partie à cette négligence qui fait qu'on ne se soigne que lorsque le mal devient grave, ou qu'avant de demander les conseils d'un médecin on s'en rapporte soit aux pharmaciens, soit aux empyriques et à leurs remèdes absolument étrangers à la science. D'autre part, il faut bien le dire, l'insuffisance des soins donnés par des médecins peu au courant de la spécialité des yeux, contribue aussi dans une certaine mesure à augmenter le nombre des aveugles. Par aveugles, nous ne désignons pas seulement les individus qui ont perdu toute perception lumineuse, mais ceux dont la qualité visuelle a subi, par suite de maladies, une diminution telle, que le travail ne leur est plus permis [1].

La maladie à qui revient la première part dans la production des cas de cécité est incontestablement *l'ophtalmie des nouveau-nés;* mais c'est l'absence ou l'insuffisance de prophylaxie et de traitement qu'il faut accuser de ce déplorable résultat, et non la maladie elle-même. Car si l'hygiène et un traitement appropriés ont de l'efficacité pour guérir une maladie contagieuse et en limiter l'extension, c'est particulièrement contre l'ophtalmie des nouveau-nés, comme nous l'avons exposé au commencement de notre livre.

La conclusion qui découle de ces considérations, c'est qu'il importe d'éclairer le public sur les dangers auxquels il s'expose, et qu'il faut ensuite lui fournir les moyens de s'y soustraire.

Il est du devoir de l'État de veiller à la santé publique et à ce titre, la question de la conservation de la vue ne doit-elle pas être au premier rang de ses préoccupations ? Il doit chercher par tous les moyens possibles, à diminuer le nombre des

1. Voyez pages 286, 287, 294 et 295.

aveugles qu'il lui faut ensuite secourir et qui constituent pour lui une charge très onéreuse.

Il est très important de répandre l'instruction ophtalmologique le plus largement possible, et de s'assurer que les candidats au doctorat en médecine possèdent des connaissances élémentaires suffisantes. Tous les médecins ne peuvent devenir des oculistes consommés, mais tous doivent être à même de pouvoir diagnostiquer et traiter certaines maladies usuelles, de donner des soins dans les cas urgents et ils ne doivent jamais être exposés à commettre des erreurs comme cela se voit encore souvent. Les spécialistes sont nécessaires dans cette branche de la médecine, comme dans toutes les autres et c'est à eux qu'il faut envoyer les cas difciles et compliqués qui demandent une pratique et une expérience plus grandes et une science plus complète.

La nomination d'une commission d'hygiène des écoles en 1882, a été un grand pas dans cette voie et a permis de réglementer des instructions dont il faut exiger la stricte exécution. Mais la surveillance de l'État devrait encore s'exercer dans l'installation et l'éclairage des administrations, des bureaux, des ateliers, en un mot, partout où l'intégrité de la vue peut être compromise par des erreurs hygiéniques. Cette surveillance doit s'exercer au même titre que pour les questions de salubrité générale (aération, désinfection, etc.). Il faut surtout faciliter au public les moyens de se soigner (cliniques, dispensaires...). Ils ne manquent pas à Paris et dans quelques grandes villes; mais en dehors de ces centres ils font à peu près défaut.

Enfin, il faut par tous les moyens possibles déraciner les préjugés et les erreurs toujours si invétérés et surtout s'élever contre l'usage de consulter les sages-femmes, les pharmaciens ou les premiers opticiens venus, lorsqu'il s'agit de troubles de la vue.

C'est en fournissant aux populations des médecins suffisamment exercés à la pratique sommaire de l'ophtalmologie, des ressources pour se faire soigner (services spéciaux, cliniques, dispensaires, consultations spéciales), que l'on arrivera à diminuer dans une notable proportion les causes de cécité, et que l'on fera œuvre vraiment humanitaire. La diffusion des connaissances ophtalmologiques reste donc en première ligne le principal desideratum de l'hygiène oculaire.

TABLE DES FIGURES

TABLE DES MATIÈRES

TROISIÈME PARTIE

HYGIÈNE A L'USAGE DES AVEUGLES.

ERRATA.

Page 78, ligne 8 : *au lieu de* l'image du mydriatique, *lisez :* l'usage du mydriatique.

Page 92, ligne 8 : *au lieu de* (fig. 13), *lisez :* (fig. 22 et 23).

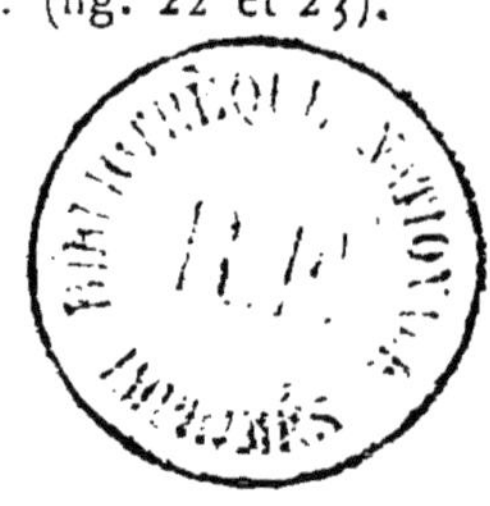

Chartres. — Imprimerie Durand, rue Fulbert.